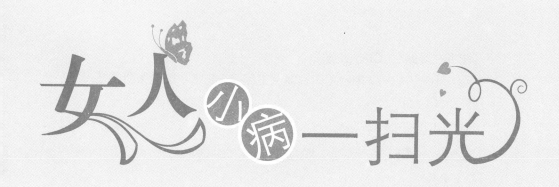

女人小病一扫光

主编　宋晓燕　程丽英

U0315062

中国医药科技出版社

内 容 提 要

　　本书详细介绍了妇科病常见类型，针对每一种常见病给出科学的调养方案，并列举上百种美味诱人的食疗方，为日常女性自我防护提供最专业的指导。女人小病不用怕，营养专家呵护您，祛病健康就这么轻松！

图书在版编目 (CIP) 数据

　　女人小病一扫光 / 宋晓燕，程丽英主编 . —北京：中国医药科技出版社，2013.11

　　ISBN 978-7-5067-6437-7

　　Ⅰ. 女… Ⅱ.①宋… ②程… Ⅲ.①妇科病 –常见病 –防治

Ⅳ.① R711

　　中国版本图书馆 CIP 数据核字（2013）第 237226 号

美术编辑　　陈君杞
版式设计　　郭小平

出版　　中国医药科技出版社

地址　　北京市海淀区文慧园北路甲 22 号

邮编　　100082

电话　　发行：010-62227427　　邮购：010-62236938

网址　　www.cmstp.com

规格　　710×1020mm $\frac{1}{16}$

印张　　15 $\frac{3}{4}$

字数　　239 千字

版次　　2013 年 11 月第 1 版

印次　　2013 年 11 月第 1 次印刷

印刷　　大厂回族自治县德诚印务有限公司

经销　　全国各地新华书店

书号　　ISBN 978-7-5067-6437-7

定价　　35.00 元

编委会

主　编　宋晓燕（河南农业大学）

　　　　程丽英（中州大学）

副主编　张晓宇（中州大学）

编　委　陈　莲（河南化工职业学院）

中医学认为："药食同源，药食同功"，药即是食，食相当于药，认为两者同源、同根、同用、同效。这是一种"回归自然，寓医于食"的自然疗法，在科学合理的膳食结构调养中，达到"不治而愈"的目的。

为了帮助妇科病患者摆脱疾病的痛苦，我们针对各种常见妇科病的病理特征，根据古今医案收录和民间流传的食疗方，及各种药物、食物的不同药理和疗效，将传统的中医药理论和现代营养学结合，合理搭配组合成各种食疗方案。

本书由宋晓燕、程丽英主编并统稿。第一章、第四章、第六章由宋晓燕编写，第二章、第三章、第七章由程丽英编写，第五章由陈莲编写，第八章、第九章由张晓宇编写。

本书集知识性与实用性于一体，深入浅出，通俗易懂，具有较好的系统性、科学性和普及性，为广大妇科病患者及食疗爱好者提供了科学的妇科病饮食保健知识。食疗是一种辅助调治的手段，患了妇科病症之后，应在积极针对病因治疗的同时，正确选用调治的食物和药膳，达到更好的治愈效果！

本书由于涉及医学、营养学、烹饪学等多学科内容，加之编者知识水平有限，疏忽和不当之处期盼各位同仁和读者指正。

宋晓燕

2013年9月

目 录
Contents

第一章 妇科疾病基本知识

一、女性生理结构特点·······················2

二、常见的妇科疾病类型有哪些?·······4

三、妇科病常见症状有哪些?·············5

四、做妇科检查时的注意事项有哪些?·······10

五、妇科病患者为何需要营养治疗?·······10

六、妇科病患者营养治疗的原则·············11

第二章 月经病食疗

一、月经病的病因是什么?·················14

二、月经病有哪些症状?···················16

三、月经病营养治疗的原则是什么?·······19

四、月经病宜用和忌用食物有哪些?·······20

五、月经病患者的药膳调治·················25

◀ 第三章　乳房病食疗 ▶

一、乳房病的病因是什么? ⋯⋯⋯⋯⋯⋯⋯⋯⋯⋯⋯⋯⋯ 70

二、乳房病的症状 ⋯⋯⋯⋯⋯⋯⋯⋯⋯⋯⋯⋯⋯⋯⋯⋯ 73

三、乳房病营养治疗的原则是什么? ⋯⋯⋯⋯⋯⋯⋯⋯⋯ 74

四、乳房病宜用和忌用的食物有哪些? ⋯⋯⋯⋯⋯⋯⋯⋯ 75

五、乳房病患者的药膳调治 ⋯⋯⋯⋯⋯⋯⋯⋯⋯⋯⋯⋯ 76

◀ 第四章　带下病食疗 ▶

一、带下病的病因是什么? ⋯⋯⋯⋯⋯⋯⋯⋯⋯⋯⋯⋯⋯ 98

二、带下病有哪些症状? ⋯⋯⋯⋯⋯⋯⋯⋯⋯⋯⋯⋯⋯⋯ 99

三、带下病营养治疗的原则是什么? ⋯⋯⋯⋯⋯⋯⋯⋯⋯ 100

四、带下病宜用和忌用的食物有哪些? ⋯⋯⋯⋯⋯⋯⋯⋯ 100

五、带下病患者的药膳调治 ⋯⋯⋯⋯⋯⋯⋯⋯⋯⋯⋯⋯ 101

◀ 第五章　子宫病食疗 ▶

一、子宫病的病因是什么? ⋯⋯⋯⋯⋯⋯⋯⋯⋯⋯⋯⋯⋯ 124

二、子宫病的症状有哪些? ⋯⋯⋯⋯⋯⋯⋯⋯⋯⋯⋯⋯⋯ 125

三、子宫病营养治疗的原则是什么? ⋯⋯⋯⋯⋯⋯⋯⋯⋯ 127

四、子宫病宜用和忌用食物有哪些? ⋯⋯⋯⋯⋯⋯⋯⋯⋯ 128

五、子宫病患者的药膳调治 ⋯⋯⋯⋯⋯⋯⋯⋯⋯⋯⋯⋯ 135

◀ 第六章　盆腔病食疗 ▶

一、盆腔病的病因是什么? ⋯⋯⋯⋯⋯⋯⋯⋯⋯⋯⋯⋯ 148

二、盆腔病有哪些症状? ⋯⋯⋯⋯⋯⋯⋯⋯⋯⋯⋯⋯⋯ 148

三、盆腔病营养治疗的原则是什么? ⋯⋯⋯⋯⋯⋯⋯⋯ 149

四、盆腔病宜用和忌用的食物有哪些? ⋯⋯⋯⋯⋯⋯⋯ 149

五、盆腔病患者的药膳调治 ⋯⋯⋯⋯⋯⋯⋯⋯⋯⋯⋯⋯ 151

◀ 第七章　阴道病食疗 ▶

一、阴道病的病因是什么? ⋯⋯⋯⋯⋯⋯⋯⋯⋯⋯⋯⋯ 181

二、阴道病有哪些症状? ⋯⋯⋯⋯⋯⋯⋯⋯⋯⋯⋯⋯⋯ 182

三、阴道病营养治疗的原则是什么? ⋯⋯⋯⋯⋯⋯⋯⋯ 183

四、阴道病宜用和忌用的食物有哪些? ⋯⋯⋯⋯⋯⋯⋯ 184

◀ 第八章　人工流产食疗 ▶

一、人工流产后的注意事项 ⋯⋯⋯⋯⋯⋯⋯⋯⋯⋯⋯⋯ 202

二、人工流产后会出现哪些症状? ⋯⋯⋯⋯⋯⋯⋯⋯⋯ 203

三、人工流产后营养治疗的原则是什么? ⋯⋯⋯⋯⋯⋯ 204

四、人工流产宜用和忌用的食物有哪些? ⋯⋯⋯⋯⋯⋯ 205

五、人工流产后的药膳调治 ⋯⋯⋯⋯⋯⋯⋯⋯⋯⋯⋯⋯ 207

第九章 更年期综合征食疗

一、更年期综合征的病因是什么? ……………………………… 218

二、更年期综合征有哪些症状? ……………………………… 219

三、更年期综合征营养治疗的原则是什么? ………………… 220

四、更年期综合征宜用和忌用的食物有哪些? ……………… 222

五、更年期综合征患者的药膳调治…………………………… 226

第一章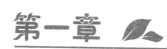

妇科疾病基本知识

一、女性生理结构特点

女性要想拥有健康的身体，熟悉自己的生殖器官就显得非常重要。女性的生殖器官包括外生殖器和内生殖器两部分。

（一）女性外生殖器的结构与功能

女性外生殖器也称为外阴，是指阴阜以下，大腿内侧，肛门前面的区域，主要有大阴唇、小阴唇、阴蒂、尿道口、阴道口、前庭大腺、会阴等组织结构，统称外阴。

✿ 阴阜

阴阜为耻骨联合前面隆起的外阴部分，呈丘状，由皮肤及很厚的脂肪层所构成。阴阜下邻两侧大阴唇。青春期该部分皮肤开始生长阴毛，分布呈尖端向下的三角形。

✿ 大阴唇

外阴两侧、靠近两股内侧的一对长圆形隆起的皮肤皱襞称为大阴唇大阴唇。前连阴阜，后连会阴。女子到了12～13岁发育后，两侧大阴唇变得丰满隆起，将小阴唇及阴道口遮盖。等到成年生育后，两侧大阴唇向两边分开，内含皮下脂肪，还有丰富的静脉血管，如有损伤，会引起出血或形成血包。

✿ 小阴唇

小阴唇在大阴唇的内侧，左右各一片，是一对纵行的皮肤皱襞，表面光滑无毛、湿润、褐色，富有皮脂腺。

✿ 阴蒂

阴蒂又称阴核、阴豆等，位于两侧小阴唇之间的顶端，是一个长圆形的小器官，末端为一个圆头，内端与一束薄的勃起组织相连接。勃起组织是一种海绵体组织，有丰富的静脉丛，又有丰富的神经末梢，故感觉敏锐，受伤后易出血。

✿ 尿道口与阴道口

两侧小阴唇中间有一个小小的口子，叫尿道口，是小便的出口。往里是尿道，与膀胱相通。下面中间一个较大的口子，叫阴道口。它的周围有一层薄膜样的组织环绕，叫处女膜，处女膜中间有小孔，里面通阴道。

✿ 前庭

阴道前庭是左右小阴唇之间的裂隙，长约4.3cm，前后两端狭窄，中部宽大。前庭部分由前庭球和前庭大腺组成。前庭球又称球海绵体，位于阴道前庭两侧的深部，是由白膜包绕的静脉丛构成的海绵样结构，受伤后易出血。

前庭大腺又称巴多林腺，简称巴氏腺，位于阴道下端，两侧大阴唇后部，也被球海绵体肌所覆盖。前庭大腺如两个蚕豆大小的腺体，连着两个极细的腺管，开口在阴道口的边缘。当同房时，可以产生少量黄色液体，起润滑阴道口作用，正常检查时不能摸到此腺体。

✿ 会阴

阴道口与肛门之间的组织称为会阴。生孩子时如不注意保护容易撕裂，严重的可以使直肠撕裂。如果不及时修补，有可能造成子宫脱垂。因此，分娩时要注意保护会阴。

（二）内生殖器的结构和功能

内生殖器是女性的内部隐秘区，它极易受病毒感染，这不仅危及女性身体的健康与美丽，而且还会贻害后代。女性的内生殖器由外向里包括阴道、宫颈、子宫、输卵管和卵巢。

✿ 阴道

阴道是由黏膜、肌层和外膜组成的肌性管道，富伸展性，连接子宫和外生殖器，常处于闭合状态。阴道上端连接子宫，下端就是阴道口，前面和膀胱、尿道相接，后面与直肠、会阴相连。它是女性的性交器官，也是排出月经和娩出胎儿的通道。性兴奋时，阴道壁小血管高度充盈，渗出液增多，与前庭大腺液一起对阴道起润滑作用，以避免性交摩擦对阴道壁损伤，同时阴道也扩张，便于阴茎插入。阴道的神经末梢主要分布在下端1/3处，因而下端1/3处性敏感性较高。因为阴道前面有膀胱，后面有直肠，如生孩子时间太长，胎儿头部压迫阴道壁太久，可使阴道壁缺氧缺血而坏死，发生严重的漏尿、漏粪现象。因此，分娩时不宜使产程拖得太长。

✿ 子宫

子宫是产生月经和孕育胎儿的重要器官。子宫位于骨盆腔中央，呈倒置的梨形，前面扁平，后面稍突出。成年女性的子宫长约7～8厘米，宽4～5厘米，厚2～3厘米。子宫上大下小，大的一端叫子宫体，小的一端嵌在阴道顶端叫子宫颈。宫颈里面空的部位，叫子宫腔，其容量约5毫升。子宫腔里面有一层膜，叫子宫内膜。内膜外面是肌肉，肌肉外面又有一层膜包着，叫作浆膜。子宫肌肉有个特点，它像松紧带一样，可以拉长，又可以缩短。所以，怀孕后到妊娠足月时，子宫可以撑得像个冬瓜那么大。生产时，子宫收缩，子宫口开大，孩子由子宫经阴道生出来，产后，子宫慢慢收缩变小，约40~45天左右，子宫完全恢复原状。平时子宫内膜是行经的地方，怀胎后是孕卵坐床发育的地方。因此，子宫是行经、育胎、保证胎儿正常生长的重要器官。

✿ 输卵管

输卵管为一对弯曲的管，左右各一根，由子宫底两角向两侧伸出。它的外端游离在腹腔，有一个开口，像喇叭口样，靠近卵巢，可以运动。输卵管全长约8~15厘米，是卵子与精子相遇的场所，受精后的孕卵由输卵管向子宫腔运行，然后在子宫腔内着床。因此，输卵管是生命的通道，如果这条生命的通道出现堵塞，就无法产生生命；如果这条通道出现不畅通，也会使生命的种子无法着床，使受精卵回不到子宫，无法孕育出生命。

✿ 卵巢

卵巢是雌性动物的生殖器官，位于子宫的两旁，在输卵管下面，左右各有一个像红枣样大小的椭圆体，叫作卵巢。其主要作用是产生卵子和制造、分泌类固醇激素，使女性具备正常的生理特征和生育能力。青春期前，卵巢表面光滑；青春期开始排卵后，其表面逐渐凹凸不平，成年女子的卵巢约 $4 \times 3 \times 1$ 厘米大小，重约5~6克，呈灰白色；绝经期后卵巢萎缩变小、变硬。

二、常见的妇科疾病类型有哪些?

从女性外生殖器官的构造知道，女性的阴道口与尿道口、肛门邻近，而阴道口是女性内生殖器官与外界相通的开口，因此女性生殖器官容易受到外界致病因素的侵扰。但是，女性生殖道、生殖器官在解剖和功能方面有其比较完善的自然防御系统，因此并不会稍有病原体侵犯即引起妇科感染。但是仅仅依赖自然的防御功能，是不是就能解决所有的妇科问题，让我们一起了解一下妇科疾病的感染途径及发病原因。

✿ 女性生殖道炎症

常见的有阴道炎、宫颈炎、盆腔炎等。

✿ 内分泌紊乱引起的疾病

常见的有月经失调、不孕症、子宫内膜异位症等。

✿ **女性生殖道肿瘤**

最常见的子宫肌瘤、卵巢肿瘤和各种恶性肿瘤如外阴癌、子宫颈癌、子宫内膜癌、卵巢癌、葡萄胎、绒癌等。

✿ **其他妇科病**

此外，女性生殖道损伤和疾病如子宫脱垂、尿漏、粪漏、尿失禁、女性生殖器官畸形也属于妇科的范围。

三、妇科病常见症状有哪些？

（一）白带异常

✿ **非炎症性白带**

非炎症性白带异常表现为透明黏性白带，外观与正常生理性白带基本相似，但是量较多，常见于应用雌激素药物之后。另外，精神刺激、盆腔肿瘤、慢性疾病，如心力衰竭、糖尿病、贫血等也可导致白色水样白带。

✿ **炎症性白带**

炎症性白带异常种类复杂，主要有：细菌感染、滴虫感染、霉菌感染、淋菌感染、白带增多伴下腹痛或发热等。

（1）细菌感染：多见于阴道炎、宫颈炎，白带呈脓性、浆液性、血性或黏液性，有时可带血丝或少量血液，量多。若由阴道炎引起，检查阴道壁潮红，具有较重的烧灼感及触痛，做分泌物检查时，可见有大量细菌、白细胞、脓细胞等。

（2）滴虫感染：多为黄色或黄绿色、稀薄有泡沫状白带，常伴有外阴瘙痒，分泌物化验可发现滴虫。

（3）霉菌感染：白带呈乳酪状或豆腐渣样，常伴有外阴瘙痒，分泌物检查可见霉菌，是霉菌性阴道炎所致。

（4）淋菌感染：脓性白带，挤压阴道、尿道旁腺或前庭大腺有脓性液溢出，分泌物检查可见淋病双球菌。

（5）白带增多伴下腹痛或发热：多由急、慢性子宫内膜炎或盆腔炎引起。急性期白带为脓性或水样，有时可带血性，伴发热及下腹痛、腰酸；慢性炎症则白带多为稀薄水样，淡黄色，多不伴发热或仅有低热，下腹痛也比急性轻。

（6）其他：宫颈糜烂、息肉、宫内节育器也可引起白带增多或血性白带。

✿ 肿瘤引起的白带异常

可分良性或恶性肿瘤。一般为黄色水样白带，伴有恶臭，可见于肿瘤坏死或变性；血性水样恶臭白带常见于宫体癌；淘米水样、间或混杂少量血液，恶臭量多，多见于宫颈癌；经常间歇性排出清澈黄红色液体，多见于输卵管癌，偶也见于输卵管积水。

✿ 异物引起的白带异常

幼女由于无知将异物放入阴道，而引起白带增多。阴道或腹部的手术以后，如有纱布或棉球遗忘在阴道内，皆可引起大量脓性白带，日久而有臭味。阴道内放栓剂或子宫托、宫腔内有避孕环，如不注意卫生，也可刺激局部，发生炎症反应，出现大量白带。

（二）阴道出血

阴道出血是女性生殖器官疾病常见的症状之一，出血可来自外阴、阴道、子宫颈和子宫内膜等处，但以来自子宫者为最多。其表现形式可为经量过多、经期延长、不规则性出血或接触性出血等。

✿ 与内分泌有关的阴道出血

（1）与避孕药有关的出血：应用避孕药物时出现阴道出血，又称突破性出血。大多发生在漏服药物后，少数未漏服者出现阴道出血则与激素量不足有关；如出血发生在月经前半期，往往是雌激素不足，引起子宫内膜坏死剥脱出血；如出血发生在后半期，则为孕激素不足所引起。应用避孕药物引起的出血多为不规则点出血或经量增多、经期延长。

（2）功能失调性子宫出血：多发生于青春期及更年期，经期长短不一，血量多少不定，多者可几倍于月经量，甚至发生休克，少者淋漓不断。因此两期卵巢功能不稳定，多属无排卵性出血患者，常先有一段时间的闭经，然后发生子宫出血。有时开始为月经过多或经期延长而后转为不规则或持续性子宫出血。有时流血可历时数十日或更长。妇科检查或盆腔B超检查一般无异常。

（3）月经间期出血：多发生在月经周期的12～16天，历时1～2小时或1～2天，量少，极少数可达月经量。其原因多为卵泡破裂、雌激素水平暂时下降所致。有时伴有轻微腹痛，只要仔细查清出血规律，诊断多无困难。

（4）绝经后子宫出血：近年来由于使用雌、孕激素或肾上腺分泌的少量雌激素蓄积而引起子宫内膜增长导致出血，检查可见宫颈光滑、宫体略大。

✿ 与妊娠有关的阴道出血

（1）妊娠并发症：妊娠早期或中期出现阴道出血，应考虑是否为流产，根据出血量多少、下腹阵痛的轻重、宫口开放的程度、子宫大小，通过B超等检查可确定不同类型的流产。妊娠晚期出现阴道流血，应考虑早产、前置胎盘、胎盘早剥等，通过B超检查与分娩后胎盘检查可确诊。

（2）异位妊娠：阴道出血发生于停经40～50天后（也可无停经史），伴有下腹部一侧隐痛，子宫略大而软，一侧有压痛的小肿块，妊娠试验阳性（或阴性），应考虑异位妊娠。若腹痛剧烈，又有内出血征象，则应考虑异位妊娠流产或破裂，可通过诊断性刮宫、B超和后穹隆穿刺等检查确诊。

（3）滋养细胞肿瘤：滋养细胞肿瘤是指胚胎的滋养细胞发生恶变而形成的肿瘤。滋养细胞肿瘤引起的阴道出血发生于停经3～4个月以后，量多，呈间歇性，黯红色，早孕反应强，子宫迅速增大，与妊娠月份不成比例，检查子宫无胎体及胎音，应考虑是否为葡萄胎。可通过B超及血、尿绒毛膜促性腺激素的测定来确诊。若葡萄胎行刮宫术后，阴道出血持续不断，妊娠试验持续阳性并出现转移灶，则应考虑恶性葡萄胎。产后、流产后、异位妊娠或葡萄胎后出现上述症状，还应考虑绒毛膜癌。

（4）其他：妊娠期间出现阴道出血尚需考虑尿道肉阜，外阴及阴道静脉曲张破裂、宫颈糜烂、息肉、黏膜下肌瘤、宫颈癌等因素，通过阴道检查多可确诊。

❖ 与肿瘤有关的阴道出血

葡萄状肉瘤、子宫肌瘤、宫颈癌、子宫内膜癌等肿瘤也可能引起阴道出血。如果幼女出现不规则的阴道流血，应考虑阴道葡萄状肉瘤。中年妇女，若有月经量过多，经期延长或不规则流血，下腹部出现肿块，子宫增大，表面不平，则应考虑为子宫肌瘤，通过B超可确诊。中年以上或绝经后妇女，出现接触性出血或不规则流血，应考虑宫颈癌，可行宫颈涂片或宫颈活检确诊。如为绝经后阴道出血，阴道检查宫颈光滑，子宫体正常或增大，应考虑子宫内膜癌，诊断性刮宫可确诊。

❖ 与节育器有关的阴道出血

安放节育器后，有时可出现不规则流血或经量增多。这是由于节育器在宫内因压迫造成局部坏死或者溃疡引起的，通常节育器安放的位置不好或者下移了。

❖ 与创伤有关的阴道出血

（1）外伤引起的外阴出血或血肿。

（2）性交后出血：因有宫颈息肉或宫颈糜烂，性交后可出现接触性出血。首次性交，处女膜破裂也可引起出血，出血量一般较少。产后第一次性交或性行为过于粗暴也可引起阴道壁或后穹隆裂伤而出血。

✿ 与炎症有关的阴道出血

女性生殖道的炎症，因易导致黏膜组织溃疡、坏死常并发出血。

（1）外阴出血：多见于外阴溃疡、尿道肉阜等。

（2）阴道出血：多见于阴道溃疡、各种阴道炎，出血量少，多为血性。

（3）宫颈出血：多见于急慢性宫颈炎、宫颈息肉等。

（4）子宫性出血：多见于急、慢性子宫内膜炎，急、慢性盆腔炎等。

✿ 与全身性疾病有关的阴道出血

常见的有肝脏疾病、再生障碍性贫血、血小板减少性紫癜、白血病以及弥漫性血管内凝血等。上述疾病往往引起多部位的出血，而阴道出血则以月经量增多为多见。此外，严重高血压、肾炎等全身性疾病也可引起月经量过多。

（三）盆腔肿块

✿ 来自子宫的肿块

主要为妊娠、肿瘤、积脓、积血等。妊娠包括正常妊娠及葡萄胎；肿瘤包括良性的子宫肌瘤、子宫腺肌症；积脓见于宫腔积脓；积血见于处女膜闭锁。

✿ 来自附件的肿块

主要是卵巢肿瘤、异位妊娠及炎性肿块。

如果肿块起自下腹部一侧或双侧，囊性或实性，表面光滑，与子宫无黏连，活动自如，生长缓慢，多为良性卵巢肿瘤；如果肿块为双侧性，实性或半实性，表面不规则，或在盆腔内扪及质硬结节，且固定不移，生长迅速，伴腹胀、腹水等症，多为恶性卵巢肿瘤。如果附件肿块为双侧（或单侧），位于子宫旁，与子宫黏连，触之囊实感，边界欠清楚，压痛明显者，多为炎性肿块。如果肿块为单侧，囊性，表面光滑，直径在5厘米以内，多为卵巢生理性非赘生性囊肿。如果患者有停经、腹痛、不规则阴道出血史，肿块位于子宫旁，大小、形状不一，有明显触痛，应考虑异位妊娠。

✿ 其他

根据盆腔肿块的位置及与周围组织的关系，应结合病史排除来自生殖器以外的病变，如阑尾脓肿，肠系膜肿瘤、结肠癌等。

✿ 下腹疼痛

下腹疼痛为妇科疾病常见症状之一，临床可分为急性和慢性两种类型。

✪ **急性下腹疼痛**

急性下腹疼痛是妇科急症常见的主诉，其原因主要有：腹腔内出血，如异位妊娠等，肿瘤蒂扭转、破裂或变性等，盆腔器官的各种感染，经血排出受阻如先天性生殖道畸形或术后宫颈、宫腔黏连等，子宫异常收缩如痛经、子宫腺肌症等。

✪ **慢性下腹疼痛**

多由慢性宫颈炎、慢性附件炎、慢性盆腔结缔组织炎，盆腔瘀血症、子宫后位、子宫脱垂和子宫肥大症等所致。

总之，对于急慢性下腹痛，应详细询问病史，根据腹痛发作的时间、腹痛的部位、腹痛的性质、疼痛伴随状及放射痛的区域，结合盆腔检查，考虑各种不同的妇科情况。

（五）外阴瘙痒

瘙痒是外阴各种不同病变或其他病变所引起的一种症状。好发于更年期或老年妇女，婴幼儿、成年妇女也常有发生。好发的部位多为阴蒂及小阴唇区，严重者可波及大阴唇或整个外阴。常系阵发性发作，也可为持续性的，一般夜间加剧。外阴瘙痒的主要原因有以下几种。

✪ **慢性局部刺激所导致的外阴瘙痒**

（1）阴道排液的刺激：如霉菌、滴虫感染、老年性阴道炎、宫颈炎、宫颈息肉、正常孕妇，盆腔肿瘤都可因宫颈、阴道分泌物过多而引起外阴瘙痒。

（2）尿液刺激：如糖尿、尿高酸、脓尿及尿失禁等的刺激而引起的外阴瘙痒。

（3）直肠，肛门刺激：蛲虫病，腹泻及肛门瘘引起肛门瘙痒而波及外阴。

（4）其他刺激：外阴污垢的积存、肥胖妇女及阴虱等也可引起外阴瘙痒。

✪ **外阴原发性疾病所致的外阴瘙痒**

若无原因的外阴皮肤发白，且瘙痒，应考虑外阴白色病变；如果局部出现硬结，甚至溃烂，久而不愈应考虑外阴癌变，通过病理检查可明确诊断。也有因外阴静脉曲张，而致皮肤营养紊乱，神经末梢兴奋异常而产生瘙痒；或女性进入更年期以及在老年退化过程中，因结缔组织皱缩、硬化刺激神经末梢也可产生瘙痒。如果外阴皮肤出现寻常疣、疱疹、湿疹、扁平苔藓、神经性皮炎等均可引起外阴刺痒。

✪ **全身因素引起的外阴瘙痒**

糖尿病患者的尿液刺激可致外阴瘙痒。因变态反应，如荨麻疹、药物疹所致或因神经官能症而有外阴瘙痒的表现。

四、做妇科检查时的注意事项有哪些？

妇科检查与许多医学检查一样，会有一些不舒服的感觉。因此，需要先对检查过程有所了解，这种不舒服就会大大减少。

（1）尽量避免月经期做阴道检查，以免增加感染机会。

（2）对未婚否认性生活患者禁做双合诊、三合诊及窥镜检查，应行肛腹诊。

（3）去医院前不要清洗阴道和外阴，或是安放药物栓剂；因为妇科疾病80%都是炎症，这些行为会导致阴道菌落大幅变化，致使检查结果不准确，延误病情。

（4）检查前排空大小便，因为充盈的膀胱与直肠会影响双合诊、三合诊、肛腹诊的结果。

（5）千万不要向医生隐瞒性生活史，如婚前性行为、有过性生活等等，以免影响医生诊断，延误病情。

（6）躺到检查床上之前注意铺好清洁垫，一般是一张柔软的纸或是消过毒的布，这是防止病人之间交叉感染的重要措施，一定不能忽视。

（7）医生使用窥阴器检查时，不要紧张，放松身体，配合医生检查，否则只会使检查困难，你也会感到疼痛。

五、妇科病患者为何需要营养治疗？

中医学认为：药食同源，食物调配得好，也可以治疗疾病。孙思邈的《千金要方》说："凡欲治病，先以食疗，既食疗不愈，后乃药尔"。饮食可以补充人体的营养物质，提高机体的抗病能力，又具有补益和治病的功能。因此，饮食调配得当对于妇科病可以有治疗的作用。

饮食调养不仅是一种很重要的治疗方法，而且也是临床各种治疗方法的基础。很难想象一个不会节制饮食的患者能有很好的治疗效果。因此，妇科病患者一定要进行饮食调养，即营养治疗，并且在疾病早期就应该开始，其重要性与药物的疗效相当。

六、妇科病患者营养治疗的原则

中医学认为女人属于阴体，生理特点有经、产、带等，临床上多表现有血虚、阴虚、月经不调、产前病、产后病以及生器官疾病等。故饮食应注意补虚调经、祛湿止带及防病治病等方面。

以补益气血的药物、食物为主，既能补气，又能补血，具有气血双补，从而达到补虚调经的作用。妇女因经病，往往引起气血两虚，表现为头晕目眩、心悸气短、体倦乏力、面色无华、舌质淡、苔薄白、脉细虚等，故食疗多采用补而不燥、湿而不热、属平调气血的饮食。

有些女性，在月经来潮的前几天，出现一些症状，如抑郁、忧虑、情绪紧张、失眠、易怒、烦躁不安、疲劳等。一般认为，这与雌激素、孕激素的比例失调有关。在设计女性"周期食谱"时应考虑女性的这些变化。一般在经前期应该多吃些"顺气，疏肝"食品，如柑橘、包心菜等。在月经来潮时，可出现食欲差，腰痛等症状。此时，宜食用营养丰富、开胃，易消化的食品，如大枣、面条、薏米粥等。此外，月经来潮，要损失一部分血液，其中血浆蛋白及钾、钠、钙、镁、铁等无机盐。从原则上看，月经后期应为女性补充上述在月经期损失的营养物质，如多吃点蛋、肉、鱼及含碘、铁、钙、镁的食物。

以祛除湿块、用涩止带的食物为主，具有健脾祛湿、固肾止带、清热解毒等作用。出于带下病成因不同，在应用时应根据不同的证型分别选用。如湿热带下，不宜过早选用收敛固涩的食疗，以免禁锢病邪；如肾虚带下，则不宜用清利渗湿较强的食疗，以免损伤正气。

第二章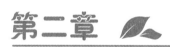

月经病食疗

月经是指子宫周期性出血的生理性现象。月经应该有正常的周期、经期、经量、经色和经质。月经的周期及经期均从经血来潮第一天算起，两次月经相隔时间为周期，一般为28天，偶尔提前或延后时间不超过7天者仍可视为正常，故正常的月经周期不应少于21天，也不能超过35天。经期是指经血来潮的持续时间，正常者应为3～7天，一般为4～5天。经量是指经期排出的血量，一般总量为30～80毫升。大约每天换3～5次卫生巾属正常范围。由于个人的体质、年龄、气候、地区和生活条件的不同，经量有时略有增减，均属正常生理范畴。经色是指月经色的颜色，正常经血一般为红色稍暗，开始色较浅，以后逐渐加深，最后又转为淡红色而干净。经质是指月经血的形状，正常情况下经质不稀不稠，不易凝固，无明显血块。

月经病是指月经周期、行经期、经量、经色、经质等发生异常，以及伴随月经周期出现明显不适症状的疾病。月经病是妇科五大类疾病之一，且居首位，是妇科临床最常见的病症，常是机体受病的反映。

月经病包含的疾病：以月经周期异常为主的有月经先期、月经后期、月经先后无定期、闭经；以行经期异常为主的有经期延长；以经量异常为主的有月经过多、月经过少；以月经周期、经期及经量均异常的有崩漏。伴随月经周期出现的病症有痛经、经间期出血、经行头痛、经行眩晕、经行目暗、经行吐衄、经行口糜、经行呕吐、经行泄泻、经行浮肿、经行风疹块、经行音哑、经行感冒、经行发热、经行身痛等。绝经期前后出现的与绝经期生理、病理有关的症候，称为绝经前后诸症。

一、月经病的病因是什么？

（一）寒邪

寒邪可分为外寒和内寒。外寒是指寒邪外袭，尤其是在月经期间淋雨涉水，或防寒保暖不够，或行经、产后身体虚弱，更易感受外寒的侵袭；内寒则是由于机体阳气不足，失于温煦而引起的病理反应。外寒与内寒既有区别，又互相影响，均可导致机体经脉凝滞、气血不畅，可能引起月经后期、月经量少、痛经、闭经等症。

（二）热邪

热邪也有内外之分。外感热邪，是指直接受到温热邪气的侵袭；内生热邪，则由机体的脏腑、阴阳、气血失调、阳气亢盛而成。热邪为阳邪，能使血液沸腾、血流加快、损伤脉络，迫血妄行。可引起月经先期、经血量多、崩漏、经行吐衄、经行发热、恶露不绝等病证。

（三）湿邪

湿邪有内湿和外湿之分。临床上月经病者多由内生湿邪所致。内湿为水液代谢失常，水湿在体内停聚所致。脾为运化水湿的主要脏器，素体脾气虚，不能运化水湿，水湿停聚，阻遏气机，导致气血失调。可引起月经量少、闭经、痛经、经行乏力、经行嗜睡、经行浮肿等。

（四）情志内伤

心情不畅，忧思抑郁，导致气行不畅，气滞则血滞，经血排泄不畅，可引起月经延后、月经量少、闭经、通经等病症。

愤怒急躁，则气逆化火，可引起经行头痛、经行乳胀、经行吐衄或月经先期、月经量多、崩漏等病症。

惊喜无常，则气机散乱，气血运行失常，可引起月经紊乱、闭经等病症。

（五）生活所伤

饮食不节，即饮食失于节制。饮食过多过饱、饮食不足或饮食不洁、过嗜肥甘之品。可能引起月经经期、经量出现异常，甚至闭经。

房劳多产。房事过频，可致肾经亏虚，引起月经过多、通经、崩漏、经期延长等症。早婚多产，人工流产等可引起月经失调，甚至崩漏淋漓。

劳逸失常。过劳伤气，引起月经过多、经期延长、崩漏等症。过于安逸则气机呆滞、血行不畅，引起月经失调、闭经等病症。

此外跌仆损伤、环境改变、误治误药等均可引起月经病。导致月经经期、经量出现异常或通经、闭经等病症。

（六）其他

体质因素。人体由于先天禀赋的差异和后天条件的影响，可以分成不同的体质。有偏阴虚者、偏阳虚者、偏气虚者、偏血虚者、偏肝郁者、偏脾虚者，有形体肥胖者，有身体消瘦者，体质禀赋不同均可影响和造成月经病的产生。如素体肝郁之人，多见月经先后无定期、经前乳胀、闭经等病症；脾虚者，则多见经前泄泻、经前浮肿等病症；肝火亢者，可见月经过多、崩

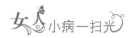

漏、经前头痛等病症。

另外，女性生殖器官发育不良也可导致月经病的发生。

二、月经病有哪些症状?

（一）月经先期

月经周期提前1～2周，连续两个周期以上者称为"月经先期"。若每次月经仅超前五、六天，或偶尔提前一次，虽提前日期较多，但下次月经仍然如期者不作先期论。

月经先期根据症状特点可分为血热、气虚、肝热三个类型。具体症状如下。

❀ **血热型**

月经提前，量多，质稠浓或有臭秽气，或挟血块，面色红，心烦胸闷，喜冷怕热，口渴喜饮、唇干、大便秘结，小便少。

❀ **气虚型**

月经提前，量多，色淡，质清稀薄，神疲乏力，面色苍白，心悸气短，纳少，或便溏。

❀ **肝郁型**

月经提前，量或多或少，或红或紫，或夹瘀块，经行不畅，胸胁小腹胀痛，烦躁易怒。

（二）月经后期

月经周期每月延后七天以上，甚至四、五十天一潮，连续两个周期以上者称为"月经后期"。又称"月经延后"、"经行后期"、"经迟"等。若偶见延后一次，虽推迟日期较多，但此后仍如期来潮，或每月延后仅三、五天，均不作后期论。在青春期初潮后一至二年内或进入更年期者，月经时有延后，且无其他症候者，亦不作病沧。

根据其症状特点，月经后期分为虚寒、血虚和血瘀三个类型。

❀ **虚寒**

月经后期，量少，色淡黯，质稀薄，怕冷，四肢不温，下腹冷痛，喜按，得温痛减，面色淡白。

❀ **血虚型**

月经后期，量少色淡，质稀薄，面色萎黄，怔忡失眠，肌肤干涩。

✿ 血瘀型

月经后期，色紫黯，量少，小腹胀痛，拒按，血块下后瘀痛暂缓。

（三）月经先后无定期

月经周期或前或后1～2周者，称为"月经先后无定期"。又称"经乱"等。本病属月经周期的异常，其临床表现无一定规律，可以连续提前2个周期，又见一次延后；也可以连续2个周期推后，忽见一次提前，或见前后错杂更迭不定。青春期初潮后1年内，及更年期月经先后无定期者，如无其他证候，可不予治疗。根据症状特点，分为气滞、肝肾虚和脾虚三个类型。

✿ 气滞型

月经先后不定期，量少，色黯红，有血块，经行不畅，经前乳房作胀，胸胁胀痛不适，精神抑郁，常哀声叹气。

✿ 肝肾虚型

月经先后、多少不定，色暗淡或黯黑，质稀薄，面色晦暗，头晕耳鸣，腰膝酸软，夜尿增多。

✿ 脾虚型

月经先后不定期，色淡红，量少，纳差，便溏。

（四）月经过多

月经的周期、经期基本正常，月经量较常量明显增多者，称为月经过多，又称"经水过多"。一般认为月经量以30～80毫升为适宜，超过100毫升为月经过多。根据其症状特点可分为气虚、血热、血瘀三种类型。

✿ 气虚

量多，色淡，质稀，短气乏力，舌淡脉虚。

✿ 血热

量多，色鲜红或紫红，质黏稠，口渴便结，舌红脉数。

✿ 血瘀

量多，色黯有块，拌小腹疼痛，舌紫，脉涩。

（五）月经过少

月经量明显减少，或行经时间不足3天，甚至点滴即净者，称为月经过少。又称经水涩少。一般月经量少于30毫升为月经过少。本病虽然月经量过少，或经期过短，但周期一般正常。根据其症状特点，分为血虚和血瘀两个类型。

✿ 血虚型

月经量少，色淡，质清如水，精神疲惫，面色苍白，无华，皮肤枯燥。

❀ **血瘀型**

月经量少，色暗，或夹有瘀块，小腹胀痛，拒按。

（六）经期延长

月经周期基本正常，行经时间超过7天以上，甚或淋漓半月方净者，称为"经期延长"。可分为气虚、虚热、血瘀三种类型。

❀ **气虚**

行经时间延长，量多，色淡，质清稀，拌倦怠乏力，舌淡，脉弱。

❀ **虚热**

行经时间延长，量少，色红，质稠，舌红，脉细数。

❀ **血瘀**

行经时间延长，色紫黯，有块，小腹痛，舌紫黯，脉涩。

（七）崩漏

崩漏是指经血非时暴下不止或淋漓不尽，前者称为崩中或经崩；后者称漏下或经崩。崩与漏出血情况虽不同，但两者常相互转化，故概称为崩漏。崩漏是月经周期、经期、经量严重失常的一种月经病。

月经过多与崩漏属于西医中功能性子宫出血的类别，可分为脾肾亏虚与血有淤热两种。

❀ **脾肾亏虚型**

出血量多，血色或淡或鲜红，往往持续出血，淋漓不断。精神委顿、头昏眼花，心悸不安，耳鸣心烦，腰酸背痛。

❀ **血有淤热型**

出血量大，有血崩之状，持续甚久，血色深红或紫，并有凝血排出。伴有头晕面赤，烦躁易怒，便秘，粪硬结，下腹疼痛拒按。

（八）闭经

女子年满18岁，月经尚未初潮；或月经周期已正常建立，又连续中断6个月或按自身月经周期计算停经3个月经周期以上，排除生理性停经者，称闭经。前者称原发性闭经，占闭经总数5%。后有称继发性闭经，占闭经总数的95%。妊娠期、哺乳期暂时性的停经，绝经期的停经或有些少女初潮后一段时间内有停经现象等，均属生理现象，不作为闭经范畴。

根据其症状特点，分为血虚、肝肾阴虚、气滞血瘀和寒湿凝滞四个类型。

❀ **血虚型**

月经闭止不行，形体消瘦，面色萎黄，头晕眼花，心悸怔忡，神疲乏力。

☒ **肝肾阴虚型**

两颧潮红，五心烦热，盗汗、气短乏力，唇红口干。

☒ **气滞血淤型**

面色紫黯，精神郁闷，烦躁易怒，胸胁胀满不适，下腹疼痛拒按，舌边有紫斑。

☒ **寒湿凝滞型**

上腹冷痛，四肢不温，胸闷恶心，白带量多，纳呆便溏。

（九）痛经

凡在经期及经行前后，发生明显下腹部疼痛或腰酸痛等不适，影响生活及工作者称为痛经。症状表现为月经来潮后数小时或经前1～2天开始下腹疼痛，轻者隐隐作痛，重者绞痛，常呈痉挛性，可牵涉至腰骶、外阴、肛门、大腿内侧等部位，或伴有恶心呕吐、面色苍白、冷汗淋漓、四肢厥冷等。根据症状特点，分为气滞血淤、寒湿凝滞和血虚气弱三个类型。

☒ **气滞血淤型**

经前或经期下腹胀痛，或连及胸胁，腹痛拒按，血色紫黑夹有血块。血块排出后则痛减，经行量少，淋漓不畅。

☒ **寒湿凝滞型**

经前或经行时，小腹冷痛或刺痛，经水量少，色不鲜而有块或如黑豆汁。

☒ **血虚气弱型**

经行之后腹部及腰部绵绵作痛，喜按，面色苍白，体倦乏力，语言低微，月经量少，色淡，质清。

（十）经前诸症

每于经前或经期出现某些症状，如头痛、失眠、心烦、乳胀、浮肿、腹泻、吐血衄血、发热等症状，称为经前诸证。这些症状可单独出现，亦可两三个同时出现，一般在经潮前2～3天最为明显，经后即逐渐消失。

三、月经病营养治疗的原则是什么？

月经病营养治疗的原则重在调经以治本，突出一个"调"字。中医认为凡血寒、血热、血瘀、气滞、痰湿以及肝脾肾功能不足，失调都会引起月经病。治疗原则主要是调和气血。气血流畅，子宫收放正常。医食同源，月经病治则如是，食疗也如是。调和气血之法，应根据病情，具体分析，辨证施治。

❂ 症属热者

应给予清热凉血或滋阴之品，要避温补，忌煎炸辛辣的食物。

❂ 症属寒者

应给予温阳、养血、暖宫药物。食物不宜苦寒、凉血。

❂ 血虚者

宜健脾、补气、养血。忌苦寒破血之品。

❂ 肝郁气滞者

宜舒脾解郁、理气导滞，忌燥热温补之品。

❂ 肾气不足者

宜补肾益精，忌滑腻、伤精的食物。

四、月经病宜用和忌用食物有哪些？

饮食既可以健身，也可以治病。月经病患者及女性在月经特殊生理时期要合理调配饮食，不仅要注意饮食的数量，而且要对饮食的软硬、冷热、种类等进行选择。

（一）月经先期

❂ 忌食

月经先期者禁食辛辣刺激性食物，如辣椒、胡椒、油条、油炸辣蚕豆、油炸花生等；肥腻生湿生痰之品，如肥猪肉等；助阳生热的食物，如辣牛肉、狗肉、虾、螃蟹等。

❂ 宜食

饮食宜清淡，以易消化的食物为主。多食含有蛋白质、氨基酸的猪瘦肉、鸡肉、猪肝、鸡蛋等。多食新鲜的蔬菜，如青菜、黄瓜、丝瓜、百合、豆芽、豆角、豆制品等。多食新鲜的水果，如苹果、雪梨、哈密瓜、葡萄、龙眼肉等。

（二）月经后期

❂ 忌食

月经后期者禁食生冷寒凉的食品和饮品，如冰淇淋、冰镇饮料、西瓜、荸荠、百合、土豆、绿豆、田螺、蚌肉、茅根茶、金银花茶和花茶等。还要忌食有固涩作用的食物，如乌梅、山楂、白果（银杏）、莲子、板栗、石榴和绿茶等，以防它们在体内发挥收敛作用，使经期更加延迟。另外，肥腻生湿生疾的食物，如猪肥肉、猪油制品等也不宜食用。

❖ 宜食

饮食宜清淡，以富有营养、易消化和吸收的食物为主，如新鲜蔬菜水果类如白菜、芹菜、菠菜、苋菜、油条、胡萝卜、南瓜、山芋、金针菜、卷心菜、豆腐、黑木耳、蘑菇、海带、紫菜、柠檬、芒果等。上述食物中含有多种维生素以及有利于维生素的保存与吸收的柠檬酸、酒石酸等物质。除经期不宜食生冷外，平时可吃一些其他水果，尤其是带有酸味的水果，这些水果中含维生素C较多。

适宜的动物性食品有蛋白质含量丰富的禽肉、蛋类、奶类和猪瘦肉、牛肉、羊肉、鱼肉等，其中乌骨鸡是较好的补品。月经后期量少，属寒凝气滞血瘀者，宜进食羊肉、山楂等，饮食中可加生姜、葱、蒜、香菜、茴香、胡椒、桂皮、黄酒等调料。

（三）月经先后不定期

❖ 忌食

经期忌食生冷及寒性食物，如冰激凌、冰镇饮料、西瓜、梨子、荸荠、百合、土豆、冬瓜、绿豆、田螺、蟹等。行经前几日及行经期间少吃酸涩之品如石榴、酸梅、山楂等。

❖ 宜食

月经到来前几天宜食疏肝，补气，调节情绪的食品，如卷心菜、芹菜、白萝卜、黑木耳等。适量选用乌骨鸡、羊肉、猪、羊肾脏、青虾、对虾、鱼子、海参、黑豆、核桃仁等滋补性食物。

（四）月经过多

❖ 忌食

月经过多者禁食辛辣刺激性的食物，如辣椒、胡椒、油条、油炸饼、油炸辣蚕豆、浓咖啡、烈酒等。不宜过量服辛热暖宫之药，致血蕴热，迫血妄行，如附子、干姜、肉桂等。

❖ 宜食

饮食宜清淡，以易消化、富含营养的食物为主，如猪瘦肉、猪肝、兔肉、鸡肉、羊肉、鸡蛋等。多吃新鲜的蔬菜，如丝瓜、黄瓜、青菜、豆角、豆制品等。多食新鲜水果，如苹果、哈密瓜、橙等。

（五）月经过少

✿ **忌食**

月经过少者禁食生冷寒凉的食品，如冰淇淋、冰镇饮料、西瓜、梨子、荸荠、百合、土豆、冬瓜、绿豆、田螺、蟹等。禁服过于苦寒的药物，如黄连、黄芩等。饮食要有规律，避免过饱过饥，暴饮暴食，坚持一日三餐。最好戒烟戒酒。

✿ **宜食**

宜食富有营养的食物，如猪瘦肉、猪肝、鸡肉、兔肉、羊肉、虾等。多食新鲜果蔬、鱼类、豆类等。

（六）经期延长

✿ **忌食**

忌冰冻寒凉，特别是有血瘀者或脾虚、肾虚者，如冰淇淋、冰镇饮料、西瓜、梨子、荸荠、百合、土豆、冬瓜、绿豆、蟹等；忌辛热、肥甘厚腻之品，特别是阴虚血热者，如油炸物、辣椒、胡椒、芥末、肥肉等；忌茶、酒、咖啡等饮品。

✿ **宜食**

新鲜蔬菜，水果，蛋类，豆类食品。脾虚或肾虚者宜食补气生血和补肾的食物，如海参、鸡肉、动物肾、羊肝、鸡肝、木耳、黑豆、鹌鹑、带鱼、甲鱼、蛋、奶、龙眼肉、枸杞子、香蕉等。

（七）痛经

✿ **忌食**

（1）忌食生冷和寒凉食品。包括各色冷饮，冰镇酒类、生拌凉菜、田螺、蚌肉、香蕉、梨子、柿子、西瓜、柚子等。

（2）忌酸涩食物，如米醋、酸辣菜、泡菜、杨梅、草莓、杨桃、樱桃、青梅、酸枣、芒果、李子、柠檬等。

（3）忌食刺激性食品。如辣椒、胡椒、烟、烈性酒及辛辣调味品等，痛经患者尽量少吃或不吃。四是忌食咖啡、茶、可乐、巧克力等含咖啡因的食物。

✿ **宜食**

（1）合理营养，多食富含维生素E的食物。维生素E有维持生殖器官正常功能和肌肉代谢的作用，其含量高的食物有谷类、植物油、麦胚油、水果蔬菜、海藻、贝类、肉、蛋、奶等。

（2）可以适当饮酒。酒能温阳通脉，行气散寒，适当喝些米酒、曲酒、酒酿等，可起散瘀缓痛的作用，对防止痛经有利。

（3）根据痛经不同表现的辩证需要食用合适的食品。寒湿凝滞者，应吃些温经散寒的食品，如羊肉、狗肉、鲤鱼、鲫鱼、黄鳝、雀肉、雀蛋、海马、栗子、桃子、荔枝、红糖、生姜、大葱、小茴香、八角、花椒、胡椒、扁豆、韭菜、芥菜、辣椒等等；气滞血瘀者，应多吃些活血通气的食物，如芹菜、荠菜、香葱、香菜、生姜、萝卜、丝瓜、桃仁、橘子、荔枝、山楂、枳实、橘皮、柚子、佛手墨鱼、花生等；身体虚弱、气血不足者，宜吃些补益气血之品，如鸡、猪肉、羊肉、牛肝、鹿血、海参、泥鳅、黄花鱼、蛋、奶、鱼、海参、鲨鱼、鳝鱼、核桃仁、荔枝、龙眼、大枣、桑葚、枸杞子、大枣、黑豆、香菇、枸杞、山药等。

（八）闭经

✿ 忌食

忌食巧克力、糖果、甜点心等高糖食品，尤其是肥胖闭经患者。忌肥肉、糯米糕等肥腻、黏滞不易消化的食物，忌食各种冷饮及生拌黄瓜、生拌萝卜、拌凉粉、拌海蜇等生拌凉菜。忌食梨、香蕉、柿子、柠檬、西瓜等寒性水果与螃蟹、田螺、河虾等寒性水产品。忌食米醋、石榴、青梅、杨梅、酸枣等酸性食物。

✿ 宜食

体质虚弱者应多食用些具有营养滋补和补血活血通络作用的食物，如猪瘦肉、鸡蛋、牛奶、大枣、龙眼、桂圆、核桃、羊肉、鸡肉等；对于气滞血瘀引起的闭经，可多食些行血化瘀之品，如山楂、桂圆、果丹皮、金橘、枸杞子、玫瑰花、生姜、大枣、红糖等，可将红糖煎水代茶饮，或口服红花酒等；肝肾阴虚者，宜多食滋补肝肾的食物，如动物肝脏、桑葚、芝麻、核桃仁、栗子、黑豆等。对于极度消瘦引起的闭经者，应加强营养的全面供给。

（九）崩漏

✿ 忌食

禁食辛辣燥热刺激性的食物，如辣椒、胡椒、大蒜、葱、姜、油炸辣蚕豆、炸油条、炸饼等；生冷寒凉生湿生疾的食物，如冰镇饮料、西瓜等。严禁喝烈酒和浓茶。

✿ 宜食

饮食宜清淡，以营养丰富的食物为主，如瘦肉、猪肝、猪血、蛋类、鱼类、菠菜、油菜、黑木耳、红枣等富含高蛋白及大量铁质和微量元素，石榴、莲子肉、芡实、榛子、胡桃肉、藕、龟肉等有补脾固精作用，可适量选用。偏肾阳虚者，可多吃火腿、海虾、鸡肉、羊肉、黄花菜等。脾虚者宜选食山羊肉、山药、牛肉、红枣等。偏于血热者宜选食苦瓜、生藕、荠菜等。

（十）经前紧张综合征

✿ 忌食

表现为经前乳房发胀、腹痛、情绪低落、心烦等症状的经前紧张综合征患者，应尽量减少含盐量较高的食物，如咸菜、咸肉等，以降低钠元素的摄入量；同时，不宜食用辛辣、生火和酸味食物，以免肝火旺盛，神经过于兴奋；另外，少用含咖啡的饮料，少食精制糖。经期腹泻患者忌吃荤腥油腻、辛辣、生冷食物及含纤维素多的食物，比如肥肉、动物油、甜食、梨、香蕉、荸荠、石耳、石花、地耳、芹菜、韭菜等。经期前后吐血衄血或有热患者忌食辛辣温燥之品。

✿ 宜食

多吃清淡的新鲜蔬菜、水果等。多选用含镁多的食物和富含维生素A、维生素C、维生素K、维生素E、维生素B$_6$的食物，如豆类、花生仁、葵花籽、西瓜子、青菜等。经期腹泻患者宜食容易消化，含水分多，对胃肠道没有刺激性的食物，如白米饭、稀粥、烂面条等。慢性腹泻时，必须保证必要的营养供应，可选择高热量、高蛋白、富含维生素的饮食，如鸡蛋羹、肉泥、肝泥、鱼松、蔬菜汁等。经前紧张症患者平时可选食有养心安神疏肝解郁的食物，如猪心、山楂、百合、陈皮、黑木耳、牛奶及各种新鲜水果等。

（十一）经期饮食宜忌

月经是成年女性的正常生理现象，但月经来潮期间，机体也会受到一定的影响，比如抵抗力下降，情绪容易波动、烦躁、焦虑等。另外，因月经失血，体内的铁丢失较多，尤其是月经过多者。因此经期饮食宜忌对于保持女性月经生理的正常同样重要。

✿ 忌食

生冷寒性食物，如梨、西瓜、荸荠、石花、地耳、冷饮、冰激凌、螃蟹、海螺、蚌肉等。月经期如食生冷，一则伤脾胃碍消化；二则易损伤人体阳气，易生内寒，寒气凝滞，可使血运行不畅，造成经血过少，甚至痛经；忌食辛辣等刺激性食物：如辣椒、葱、肉桂、花椒、丁香、胡椒等。其容易导致痛经、经血过多等症；忌食肥厚油腻食物，如肥肉、黄油等，利于脾胃运化，经血正常运行；忌食酸涩类食物，如乌梅、杏、莲子等，易使血行受阻，导致经血过少、痛经或闭经。

✱ 宜食

温热食物如山药、南瓜、大枣等，有利于血运畅通，在冬季还可以适当吃些具有温补作用的食物，如牛肉、鸡肉、桂圆、枸杞子等；行经期间，脾胃功能减弱，饮食宜清淡，利于脾胃运化；宜食含铁丰富的食品，推荐动物类食品如鱼类、动物肝、血、瘦肉、蛋黄等；经期宜多饮水，有利于大便通畅，减少盆腔充血。

五、月经病患者的药膳调治

▲ 生地茅根茶 ▲

【原料配方】　生地10克，白茅根20克。

【制作方法】　将生地、白茅根放入茶杯内，用开水冲泡，加盖泡15分钟，趁热频频饮用。

【食疗功效】　每日1次，代茶饮用。清热凉血、止血固冲。主要适用于血热引起的月经提前，或月经量多，色鲜红或深红，或小腹作胀，经血流出时自觉有热感，患者可伴有口唇干红、口渴、心烦、小便黄少、大便干结、舌红苔黄等症状。

【专家提示】　生地、白茅根清热凉血止血，特别适合于伴有小便黄少、大便干结的患者饮用。注意，脾胃虚寒、腹胀便溏、胸闷食少的患者不宜饮用。

▲ 陈皮佛手茶 ▲

【原料配方】　陈皮10克，佛手10克。

【制作方法】　将陈皮、佛手放入茶杯中，用开水冲泡，加盖泡15分钟，趁热频频饮用。

【食疗功效】　每日1次，代茶饮用。燥湿化痰。主要适用于痰湿阻滞引起的月经延后、月经量少，患者可伴有形体肥胖、食欲不振、胸闷腹胀、舌苔白腻等症状。

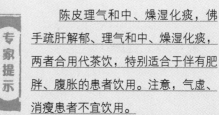

专家提示　陈皮理气和中、燥湿化痰，佛手疏肝解郁、理气和中、燥湿化痰，两者合用代茶饮，特别适合于伴有肥胖、腹胀的患者饮用。注意，气虚、消瘦患者不宜饮用。

▲ 姜枣红糖茶 ▲

【原料配方】 干姜、红枣、红糖各20克。

【制作方法】 大枣去核、洗净，干姜洗净、切片，加红糖同煎汤服。每日2次，温热服下，连服3～5日，经后可停止。

【食疗功效】 补脾胃，温中。适于寒湿凝滞型和气血虚型痛经。

> **专家提示**
>
> 干姜性味辛、热。归脾、胃、心、肺经。具有温中散寒，回阳通脉，温肺化饮的功效。红枣性味甘，温。归脾、胃、心经。具有补中益气，养血安神的功效。红糖性温，味甘。入脾、胃、肝经。有补中缓肝，和血化瘀，调经等功效。

▲ 艾叶糖茶 ▲

【原料配方】 艾叶20克，红糖15克。

【制作方法】 上2味加水400毫升，同煎代茶饮。连服3～5日，经后可止。

【食疗功效】 温经祛寒止痛。适于寒温凝滞型痛经；症见少腹冷痛或绞痛，得热痛减，经血色暗，夹有血块，月经涩滞不畅。

> **专家提示**
>
> 艾叶性味苦、辛、温。归肝、脾、肾经。有温经止血，散寒止痛的功效。红糖性温，味甘。入脾、胃、肝经。有补中缓肝，和血化瘀，调经等功效。

▲ 丹参糖茶 ▲

【原料配方】 丹参、红糖各60克

【制作方法】 上2味同水1500毫升煎取汁500毫升，每日早、晚各1次，连服2周。

【食疗功效】 活血祛瘀，养血调经。适用于阴血亏虚型闭经；症见血色淡，精神疲倦，头晕耳鸣，面色不华，烦躁失眠。

> **专家提示**
>
> 丹参性微寒，味苦，归心、肝经。具有活血调经，祛瘀止痛，凉血消痈，清心除烦，养血安神之功效。

玫瑰花鸡蛋茶

【原料配方】 鸡蛋2只，玫瑰花15克，红糖适量。

【制作方法】 将鸡蛋煮熟，剥去外壳；玫瑰花去净心蒂，取花瓣。把玫瑰花瓣、鸡蛋放入锅，加清水适量，武火煮沸后，文火煲约1小时，加入红糖略煮即成，饮茶食蛋。

专家提示 虚寒经痛者，不宜使用本汤。本汤调治之痛经为肝气郁结，血瘀内阻所致。汤中鸡蛋有补虚益阴，除烦安神的药用功效。玫瑰花辛甘而微温，既能疏肝解郁，理气和胃，又可化瘀止痛，行血调经，对气滞血瘀，月经不调，经行腹痛，以及肝气不和，胸胁胀痛，皆有疗效。

【食疗功效】行气解郁，活血调经。适用于肝郁血瘀型痛经，经前紧张综合征；症见月经先后无定期，经前腹痛，或胁肋乳房胀痛，经行量少，小腹疼痛，心烦易怒。

夏枯草菊花茶

【原料配方】 夏枯草、菊花各15克，白糖适量。

【制作方法】 3味同入大水杯，冲入开水浸泡15分钟，即可不拘时服，频频饮之，代茶饮。

专家提示 夏枯草性味苦、辛、寒，归肝、胆经。具有清肝火，散郁结的功效。菊花性味甘、苦、凉，归肺、肝、肾经。能疏风清热，养肝明目，清热解毒，利血脉。两味合用对于肝气郁滞型的经行头痛有一定疗效。气虚胃寒、食少泄泻者少食。

【食疗功效】 平肝解郁。适用于肝气郁滞型经行头晕、头痛。

姜枣红糖水

【原料配方】 生姜、大枣、红糖各20克。

【制作方法】 将生姜、大枣洗净后，生姜切片、大枣去核，一并放入砂锅内，加入红糖、清水适量，煎煮30分钟

专家提示 生姜温经散寒，大枣补中益气、养血安神，红糖补中缓急、活血行瘀，三者合用，特别适合于伴有小腹冷痛的患者食用。注意阴虚、湿热患者不宜食用。

即可。

【食疗功效】 每日1次，喝汤，吃大枣。温经止痛。主要适用于寒湿凝滞经脉引起的痛经，患者可伴有经前数日或经期小腹冷痛、得热痛减、经色暗黑有块，或怕冷身痛等症状。

▲ 桑葚汁 ▲

【原料配方】 鲜桑葚100克，红糖少许。

【制作方法】 将桑葚洗净，用干净纱布包好绞取汁液。再将红糖加水，熬化后与桑葚汁搅匀即可食用。

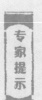

专家提示

桑葚味甘、酸，性寒，归肝、肾经。本品滋阴补血，生津润燥。

【食疗功效】 每日2次。补益肝肾，调经止痛。适于肝肾亏损型痛经，症见月经后期或干净后下腹疼痛，痛势隐隐而喜按，腰膝酸痛，头晕健忘。

▲ 当归饮 ▲

【原料配方】 当归10克。

【制作方法】 当归切薄片，以水200毫升煎汤代茶饮，不拘时服。

专家提示

当归性味甘、辛、苦，温。归肝、心、脾经。具有补血、活血、调经止痛、润燥滑肠等作用。湿阻中满及大便溏泄者慎服。

【食疗功效】 补气养血。适于气血虚弱型痛经，体质素虚，气血不足的妇女出现经后小腹隐隐作痛，喜温喜按，经血量少，色淡质稀者也可服用。

▲ 益母鸡蛋饮 ▲

【原料配方】 鸡蛋2个，益母草30克，玄胡20克。

【制作方法】 上3味加水500毫升同煮，蛋熟去壳再煮片刻，食蛋饮汤，月经前每日1次，连服5～7日。

专家提示

益母草具有活血化瘀的功效，是调经血、止经痛之妇人要药，故名"益母"之名。它还有利水消肿，清热解毒作用。阴虚血少，月经过多者禁服。

【食疗功效】 月经前舟日1次，

连服5～7日。行气活血，调经止痛。适于气滞血瘀型痛经，症见月经来潮后数小时或经前1～2日开始下腹疼痛，轻者隐隐作痛，重者绞痛，面色苍白，冷汗淋漓，疼痛可向腰能、肛门、会阴部放射，可伴恶心、呕吐、头痛、泄泻等不适，经前烦躁易怒，失眠多梦。

▲ 桂皮山楂饮 ▲

【原料配方】 桂皮6克，山楂肉10克，红糖30克。

【制作方法】 前2味加水500毫升同煮，取汁后加红糖调腹，于月经来潮当日温服。

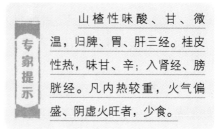

专家提示

山楂性味酸、甘、微温，归脾、胃、肝三经。桂皮性热，味甘、辛；入肾经、膀胱经。凡内热较重，火气偏盛、阴虚火旺者，少食。

【食疗功效】 早、晚各1次，连服3口。温经祛寒，止痛。适于寒湿凝滞型痛经，症见月经来潮后数小时或经前1～2日开始下腹疼确，轻者隐隐作痛，重者绞痛，面色苍白，冷汗淋漓，疼痛可向腰骶、肛门、会阴部放射，得温痛减。

▲ 姜椒饮 ▲

【原料配方】 生姜10克，白胡椒7粒，红糖适量。

【制作方法】 生姜切片，白胡椒打碎，一同加水300毫升，煮沸3分钟后加入红糖调服。

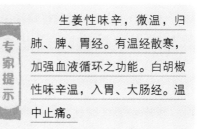

专家提示

生姜性味辛，微温，归肺、脾、胃经。有温经散寒，加强血液循环之功能。白胡椒性味辛温，入胃、大肠经。温中止痛。

【食疗功效】 经前每日2次，服至经净。散寒止痛。适于寒湿型痛经；症见月经来潮后数小时或经前1～2日开始下腹疼痛，隐隐作痛或绞痛，面色苍白，冷汗淋漓，疼痛可向腰骶、肛门、会阴部放射，得温痛减，伴下腹坠胀不适，食欲不佳。

▲ 绿茶白糖饮 ▲

【原料配方】 绿茶25克，白糖100克。

【制作方法】 用开水将上2味冲泡一夜，第二日1次全部饮下。

【食疗功效】 理气调经，适用于气滞型继发性闭经；症见原有月经来潮，出现月经骤停，伴有胁痛，乳房胀痛，下腹胀痛等。

茜草饮

【原料配方】 茜草根60克。

【制作方法】 将上药洗净，加水1000毫升煎取350毫升，每日服2次。

【食疗功效】 活血祛瘀，行气解郁。适用于气滞血瘀型闭经，多因肝气郁结，血行不畅导致；症见郁闷不乐，烦躁易怒，胸脘胀闷，小腹作胀，两胁胀痛，月经不来。

益母草饮

【原料配方】 益母草30克，红糖适量。

【制作方法】 将益母草洗净，放入锅，加清水500毫升，中火煮沸，继以小火煮15分钟，加入红糖搅匀即可服食，代茶饮，频频饮服。连用3~5日或直至月经来潮。

【食疗功效】 血瘀型闭经；症见月经不能按时来潮，推迟超过3个月，乳房胀痛或刺痛，下腹胀痛，拒按，唇、舌颜色暗滞不畅，面色晦暗。

桑葚马兰饮

【原料配方】 桑葚30克，大枣3个，老姜15克，马兰头根1把。

【制作方法】 上药洗净，一同

专家提示 绿茶性味甘苦、偏寒，归肺、胃经。具有清头目、除烦渴，化痰，消食，利尿，解毒等作用。白糖性味甘平，具有润肺、和中、缓肝生津、化痰的作用。

专家提示

茜草根性味苦，性寒，归心经。本品具有行血止血，通经活络，止咳祛痰之功效。

专家提示 益母草性味辛、苦、微寒；具有活血祛瘀，调经止痛的功能。红糖性温、味甘、入脾，具有益气补血、健脾暖胃、缓中止痛、活血化瘀的作用。两者共用，对于血瘀型闭经有一定的调理作用。

专家提示

桑葚味甘、酸，性微寒，归肝、肾经；马兰头味辛，性凉。本品清热止血，有抗菌消炎作用。孕妇慎服。

放入锅，加清水适量，水煮当茶饮。服至月经来潮为止。

【食疗功效】 肾虚血瘀型闭经；症见月经不来，腰酸腰痛，耳鸣，或有下腹刺痛拒按，乳房胀痛或刺痛。

橘核麦芽饮

【原料配方】 橘核15克，麦芽60克，红糖适量。

【制作方法】 将橘核、麦芽洗净，水煎去渣取汁，加入红糖后再煎15分钟即可。

【食疗功效】 当茶饮，每日1次。疏肝行气、活血止痛。主要适用于肝气郁结、气滞血瘀引起的经行乳房胀痛，患者可伴有痛经、抑郁、喜欢叹气等症状。

> **专家提示** 橘核行气散结止痛，麦芽消食和中、回乳、疏肝，红糖补中缓急、活血行瘀，三者合用，特别适合于伴有痛经的患者食用。注意：有实热的患者不宜食用。

橘糖饮

【原料配方】 橘叶10克，橘络15克，红糖20克。

【制作方法】 3味同入锅，加水适量，煎煮20分钟，去渣取汁，分两次服，每日1剂日，连服3～7日。

【食疗功效】 疏肝解郁，主治经行乳胀，经行情志异常等。

> **专家提示** 橘叶性味苦，平。具有疏肝，行气，化痰，消肿毒的作用。橘络性味甘、苦、平、归肝、肾、脾、胃经。具有通络，理气，化痰等功效。

参芪饮

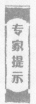

【原料配方】 黄芪30克，党参30克，大枣10枚，龙眼肉15克。

【制作方法】 将上药水煎，煮熟后去黄芪，吃参、枣、龙眼肉，喝汤，每日1次。

【食疗功效】 补气养血。适用于治疗月经提前伴面色不华、神疲

> **专家提示** 黄芪性味甘、温。有补气升阳、固表止汗、利水消肿等功效。党参性味甘平，为补脾气之要药，功能益气，生津，养血。大枣性味与归经甘，温。功效补中益气，养血安神等。龙眼性味甘平，有补心益脾、养血安神的功效。

乏力。

▲ 白茅根侧柏叶饮 ▲

【原料配方】 白茅根60克，侧柏叶30克，冰糖30克。

【制作方法】 将白茅根、侧柏叶洗净，放入锅中，加水适量同煎，取汁加入冰糖即可。每日1剂，分2次至3次喝完，连喝1周。

> **专家提示**
>
> 身体虚弱、气血不足、脾胃虚寒者不宜食用。

【食疗功效】 疏肝清热，引血下行。适用于肝经郁热型倒经，症见经前或经期吐血、衄血，胸胁胀痛，口苦咽干，经血色黑有块。

补 血 饮

【原料配方】 黄芪20克，当归10克，肉桂3克，黄酒15毫升。

【制作方法】 前三味药加水两碗，煎至1碗，去渣取汁，加黄酒烧开。分两次温服，每日1剂。

> **专家提示**
>
> 黄芪性味甘、微温，功能补中益气；当归性味甘、辛、温。能补血活血，行气止痛；肉桂性味辛、甘、热，具有温中补阳，散寒止痛的作用；黄酒性味辛、甘、温。功用散寒，通经，活血。

【食疗功效】 益气养血，温经散寒。适用于治疗月经后期、量少，伴肢倦乏力、小腹冷痛等。

红玫山楂酒

【原料配方】 红花10克，玫瑰花15克，山楂30克，白酒500毫升，冰糖适量。

【制作方法】 将红花、玫瑰花、山楂、冰糖一并放入酒瓶中，倒入白酒，密封后浸泡2周，每日振摇1次。2周后饮

> **专家提示**
>
> 红花活血通经、祛瘀止痛；玫瑰花活血化瘀、理气解郁，山楂活血化瘀，共奏活血化瘀、理气通经之功，特别适合于月经伴有血块的患者食用。注意，月经过多、崩漏或有出血趋向的患者，以及月经期间不宜食用。

用，每晚临睡前饮10毫升，1日1次。

【食疗功效】活血理气、通经止痛。主要适用于气滞血瘀引起的痛经，患者可伴有胸胁乳房胀痛，或月经量少，或经行不畅，经色紫黯有块，血块排出后痛减，月经干净后疼痛消失，舌紫黯或有瘀点等症状。

丹参酒

【原料配方】丹参9克，酒30毫升。

【制作方法】将丹参研为细末，以酒调服。

【食疗功效】每日1次。活血散瘀。痛经，为瘀血内阻冲任胞宫之经前小腹疼痛，经期量少。

> **专家提示**
> 丹参性味苦，微寒。入心、肝经。有活血调经，祛瘀止痛，凉血消痈，清心除烦，养血安神之功效。酒性味甘、辛，热。能升能散，宣行药势，具有活血通络、散寒、祛腥的作用。

核桃枸杞酒

【原料配方】核桃80克，枸杞子50克，当归10克，葡萄100克，白酒1000毫升。

【制作方法】把上药一起放入容器内，倒入1000毫升白酒，加盖密封20天后饮用，每次服用10毫升，1天1次。

【食疗功效】滋补肝肾、养血调经。主要适用于肝肾不足引起的闭经，患者可伴有腰膝酸软、口干咽燥、五心烦热、潮热盗汗、舌红少苔等症状。

> **专家提示**
> 桃仁、枸杞子、葡萄补肝肾，当归养血调经，白酒能行血脉，共奏滋补肝肾、养血调经之功，特别适合于伴有腰膝酸软的患者食用。注意，实证、湿热及酒精过敏患者不宜食用。

常春酒

【原料配方】常春果、枸杞子各200克，白酒1500毫升。

【制作方法】将上药捣破裂，

> **专家提示**
> 常春果能温中补虚，养血通经。枸杞子味甘，性平；归肝、肾经；有补肾益精、养肝明目、补血安神、生津止渴、润肺止咳作用；临床常用于肝、肾阴亏，腰膝酸软，头晕，目眩，目昏多泪。虚劳咳嗽，消渴，遗精。二者合用，能温中益肾，养血通经，适用于女子闭经属阳虚者。

盛于瓶中，注酒浸泡7日后即可饮用。空腹饮，每次1~2杯，每日3次，连用7日。

【食疗功效】 养血补肾。适用于体质虚弱之妇女闭经；症见形体瘦弱，下腹冷痛。

🔺 百合鸡子黄汤 🔺

【原料配方】 鸡蛋2只，百合30克，砂糖适量。

【制作方法】 百合洗净，（鲜百合者效果更好）；鸡蛋打破，去蛋清、蛋壳，取蛋黄备用。先把百合放入锅内，加清水适量，武火煮沸后，文火煲约1小时（至百合变软而绵），下鸡蛋黄、砂糖略煮，饮汤食蛋及百合。

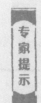

专家提示 汤中鸡蛋黄，有补阴益血，除烦安神，补脾和胃的药用功效，可治虚烦不眠，眩晕等症。百合甘平，功能养阴润肺，清心安神。百合与鸡蛋黄合用，其安神除烦力更优。砂糖养阴润燥，兼以调味。合而成汤，共达养阴除烦，安神定志之效。

【食疗功效】 补心养阴，除烦安神。适用于更年期心烦、失眠。症见经绝前后，月经不调，或一月数次，或几月1次；经量少而淡，心烦躁动，失眠多梦，乍寒乍热。

🔺 饭豆鲤鱼汤 🔺

【原料配方】 白饭豆50克，鲤鱼1尾（500克），陈皮、紫苏叶各5克。

【制作方法】 先煎鲤鱼后放入饭豆、陈皮，加水约500毫升，久煮至饭豆烂加紫苏叶继煮片刻，调淡咸味佐饭菜。宜常服。

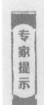

专家提示 饭豆味甘，性平，归胃经。有健脾、和中、益气、化湿、消暑之功效；鲤鱼味甘，性平。归脾、肾、胃、胆经。有健脾和胃、利水下气、消肿等功效。

【食疗功效】 健脾益气利湿。主治经行泄泻，经行浮肿。

🔺 木耳红枣瘦肉汤 🔺

【原料配方】 猪瘦肉250克，黑木耳30克，红枣6个。

【制作方法】 黑木耳用清水浸发，剪去蒂，洗净；猪瘦肉洗净，切块；红枣去核，洗净。把全部用料放入锅内。加清水适量，武火煮沸后，改文火煲2小时，调味供用。

【食疗功效】　养血止血。适用于血虚之月经不调。症见眩晕，月经量多色淡，漏下不绝，形体虚弱，面色苍白，食欲减退；亦可用于缺血性贫血、产后贫血、痔疮出血等。

归芪瘦肉汤

【原料配方】　猪瘦肉250克，当归12克，黄芪30克。

【制作方法】　猪瘦肉洗净，切片；当归、黄芪洗净。把全部用料放入锅内，加清水适量，武火煮沸后，文火煲约2小时，调味供用。

【食疗功效】　补气健脾，养血调经。适用于血虚气弱的月经不调。症见眩晕心悸，月经不调，经色淡红而量少，渐至闭经，体倦气短，饮食减少。

> **专家提示**　脾虚便溏、感冒发热者，不宜用本汤。本汤为虚劳出血或出血后贫血者平补之佳品。汤中黑木耳性味甘、平，功能养血益胃、和血止血，善治妇女崩漏、痔疮出血等症。红枣性味甘、平，能健脾补血，且味道甘甜，既可助木耳补血止血，又可助猪瘦肉补中和胃。合而为汤，补血与止血两者兼顾。且汤味鲜甜，补而不燥，故出血或贫血之症均可用之。

> **专家提示**　瘀热之月经不调、外感未清者。均不宜使用本汤。其调理的月经不调为劳倦内伤、血虚气弱所致。治宜补气健脾，养血调经。汤中猪瘦肉有补血润燥、补肾强壮的药用功效。当归为补血调经要药，能补肝养血，活血调经。黄芪可补脾气，以资气血化生之源，与瘦猪肉合用，共达补气生血之效。据临床报道，当归配黄芪可升红、白细胞，迅速消除神疲乏力等症状。可见本汤对血虚诸症甚宜。

佛手白芍乌鸡汤

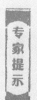

【原料配方】　佛手10克，白芍10克，川芎10克，乌鸡肉150克。

【制作方法】　将宰好的乌鸡放入锅内，除去血水。将佛手、川芎、白芍包入纱布内，备用。鸡除去血水后，捞出放入砂锅，砂锅置于火上，加入适量清水，放入药包、适量食盐、少许鸡

> **专家提示**　佛手疏肝和胃、行气止痛，白芍养血柔肝、缓急止痛，川芎活血行气、调经，三者合用，特别适合于伴有喜欢叹气症状的患者食用。注意，痰湿或湿热患者不宜食用。

精，加盖，先用大火烧开，然后改至小火炖1.5～2个小时，取出药包，即可食用，食肉饮汤，1日1剂。

【食疗功效】 行气活血、柔肝止痛。主要适用于肝郁气滞引起的经行乳房胀痛，患者可伴有痛经、胸胁胀闷、喜欢叹气等症状。

▲ 当归红花瘦肉汤 ▲

【原料配方】猪瘦肉250克，当归12克，红花10克，红枣4枚。

【制作方法】 猪瘦肉洗净，切片；当归、红花、红枣（去核）洗净。把全猪瘦肉洗净，切片；当归、红花、红枣（去核）洗净。把全部用料放入锅内，加清水适量，武火煮沸后，文火煲约2小时，调味供用。

> **专家提示**
>
> 红花能活血散瘀，调经止痛，其散瘀调经尤强。红花有川红花与西藏红花两种，本汤宜用川红花。应用时多配当归，则有祛瘀而不伤正的优点。本汤调治月经病，因肝血不足、血行不畅所致，治宜补血养肝，活血化瘀，行滞止痛。脾虚气弱之崩漏，不宜使用本汤。

【食疗功效】 养血活血，调经止痛。适用于血虚瘀滞的月经不调。症见月经不调，经前腹痛，经行量少，时有血块，小腹疼痛，或月经渐少，甚或闭经，面色苍白，心悸眩晕等。

▲ 桃仁莲藕瘦肉汤 ▲

【原料配方】 猪瘦肉120克，莲藕250克，桃仁12克。

【制作方法】 将猪瘦肉洗净，切块；莲藕去节，刮去外衣，洗净，切段；桃仁洗净。把全部用料放入锅，加清水适量，武火煮沸后，文火煲约2～3小时，调味供用。

【食疗功效】 活血化瘀，通经止痛。适于血瘀型痛经，崩漏；症见月

> **专家提示**
>
> 汤中猪瘦肉营养丰富，可补血润燥，又有扶正面防其他去瘀之品伤正之弊。桃仁为山桃的种子，能活血化瘀以止痛。莲藕有散瘀止血功能，熟用又可补脾养血，与桃仁配伍，可活血化瘀，止痛止血，而且去瘀而不伤正。合而为汤，共奏活血化瘀、调经止痛的功效。但虚寒崩漏、痛经，不宜使用本汤。

经不调，经行量少，小腹疼痛；或月经量多，淋漓不尽，排出瘀血，腹中疼痛；或产后腹痛。

熟地首乌瘦肉汤

【原料配方】 猪瘦肉250克，熟地黄30克，何首乌30克。

【制作方法】 熟地黄、何首乌洗净，猪瘦肉洗净，切块。把全部用料放入锅内，加清水适量，武火煮沸后改文火煲2小时，调味食用。

> **专家提示** 何首乌有生首乌与制首乌之分。生首乌偏于解毒润肠，制首乌偏于补血乌须。本汤以制首乌为宜。脾虚便溏、外感发热者，不宜用本汤。

【食疗功效】 滋阴补血，乌发养颜。适用于更年期血虚之月经过少。症见月经不调，经行量少或数月不行，头晕眼花，腰酸脚软，甚至崩漏；亦可用于血虚之头发早白，面色枯槁，皮肤粗糙。

当归羊肉汤

【原料配方】 羊肉250克，当归12克，党参20克，生姜30克。

【制作方法】 选鲜嫩羊肉，洗净，切块；当归、党参、生姜洗净。把全部用料放入锅内，加清水适量，武火煮沸后，文火煲约2～3小时，调味供用。

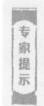

> **专家提示** 血瘀有热之月经不调，不宜使用本汤。本汤调治之月经病，是因为气血虚弱，复受寒邪，寒凝经脉，血脉不通所致。治宜补益气血，温经散寒。

【食疗功效】 饮汤食肉。补血益气，温经止痛。适用于虚寒之月经不调。症见面色苍白，神疲乏力，心悸眩晕，月经不调，经行量少，小腹疼痛，四肢不温。亦可用于治产后血虚有寒之腹痛、肢痛。

参枣当归牛肉汤

【原料配方】 牛肉250克，当归20克，党参30克，红枣6个。

【制作方法】 牛肉选鲜嫩者洗净，切块；当归、党参、红枣（去

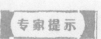

> **专家提示**
> 外感热病、阴亏火旺者，不宜用本汤。

核）洗净。把全部用料放入锅内，清水适量。武火煮沸后，改文火煲1～2小时，调味供用。

【食疗功效】 补血调经，补气健脾。适用于气血虚弱之月经病。症见月经不调，经行量少，小腹疼痛，或经闭不行，体倦乏力，食欲减少，头晕眼花，心悸失眠。亦治血虚头晕、眼花、心悸等。

当归黄芪乌鸡汤

【原料配方】 乌骨鸡500克，当归15克，黄芪30克。

【制作方法】 将乌骨鸡宰后去毛及内脏，洗净，切成小块；当归、黄芪洗净；把全部用料一起放入砂锅内，加清水适量，武火煮沸后，文火煮2小时，调味即可。

专家提示 若乌鸡的脂肪较多者，制作时宜去皮及脂肪，以免脂肪过多，食后引起腹泻。本汤适用于肾虚、气血不足而致月经稀少、闭经、痛经者，不论对先天不足，或后天失调者皆宜。

【食疗功效】 随量饮用。调补气血，补肾调经。适用于月经不调属气血两虚、肾精不足者。症见月经后期，经量不多，色稀薄而色淡，面色苍白，神疲气短，心悸健忘，失眠多梦，头晕腰痛，舌淡红苔薄白。

鸡血藤乌骨鸡汤

【原料配方】 乌骨鸡250克，鸡血藤30克，生姜4片，红枣4个。

【制作方法】 鸡血藤洗净，斩碎；生姜、红枣（去核）洗净；乌骨鸡宰杀，去毛、肠杂，洗净，斩件，放滚水中煮5分钟，取出过冷水。把全部用料放入锅内，加清水适量，武火煮沸后，改文火煲2小时，调味供用。

【食疗功效】 补血活血，调理月经。适用于血虚兼瘀滞之月经不调。症见月经先后无定期，经量减少，颜色紫红，时有血块，时有腹痛，面色萎黄，眩晕心悸，舌淡脉细；亦可用于出血后之贫血。

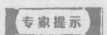

专家提示

鸡血藤以红色乳汁多者为上品，但其性较滋滞，凡脾胃虚寒，大便泄泻者不宜用本汤。

固崩止漏汤

【原料配方】 白茅根30克，侧柏叶20克，血余炭20克。

【制作方法】 将白茅根、侧柏叶、血余炭放入砂锅内，加水适量，武火煮沸后，文火煎10分钟即可。

专家提示 白茅根清热凉血止血，侧柏叶凉血收敛止血，血余炭止血散瘀，三者合用煎汤，特别适合于伴有口干、尿黄的患者食用。属于寒湿、气虚的患者不宜食用。

【食疗功效】 1日1剂，分2次服用。清热凉血止崩。主要适用于邪热迫血妄行引起的崩漏。患者可伴有口干口渴、大便干结、小便黄少等症状。

党参生蚝瘦肉汤

【原料配方】 生蚝肉250克，猪瘦肉250克，党参30克，生姜4片。

【制作方法】 党参、生姜、生蚝肉洗净，放入滚水中略煮取出，猪瘦肉洗净，切大块。把全部用料放入锅内，加清水适量，武火煮沸后，改文火煲2小时，调味，饮汤食肉。

专家提示 生蚝肉即鲜牡蛎肉，性平，味甘、咸，功能滋阴补血、养心安神，善治阴亏血少之眩晕心悸，并有护肤养颜的作用。党参性温，味甘，功能健脾益气、补气生血，猪瘦肉富含蛋白质等营养成分。生姜和胃除膻。以上材料合炖为汤，滋阴养血、健脾益气之力更著。注意脾胃虚寒、大便泄泻者，不宜用本汤。

【食疗功效】 滋阴补血，健脾和胃。适用于久病阴血亏虚之眩晕。症见妇女崩漏失血，体虚少食；或经行色淡，量多不止，面色苍白，眩晕心悸。亦可用于不良性贫血，血虚皮肤枯槁。

岗稔塘虱鱼汤

【原料配方】 塘虱鱼250克，岗稔子30克，生姜5片。

【制作方法】 岗稔子、生姜洗净，塘虱鱼宰杀，去肠脏，

专家提示 湿热内盛、燥热便秘者，均不宜用本汤。本汤治症属肾精不足，冲任不固所致。治宜滋补肾精，养血止血。

洗净，下油锅爆至微黄。把全部用料放入锅内，加清水适量，武火煮沸后，改文火煲2小时，调味，饮汤食鱼。

【食疗功效】 养血补肾，固崩止血。适用于肾虚血少之崩漏。症见腰膝酸软，月经量多，经久不止，头晕眼花，夜多小便。亦可用于神经衰弱，神经性耳聋属肾虚血少者。

▲ 玄胡香附汤 ▲

【原料配方】 玄胡10克，香附10克，红花5克。

【制作方法】 将玄胡、香附、红花洗净后放入砂锅内，加水适量，武火煮沸后，文火煎10分钟即可。

> **专家提示**
>
> 玄胡活血、行气、止痛。香附疏肝理气、调经止痛，红花活血通经、祛瘀止痛，同煎为汤，特别适合于月经色暗或夹有血块的患者饮用。注意，月经期间不宜单独使用。

【食疗功效】 每日1次，分2次服用。行气、活血、止痛。主要适用于气滞血瘀引起的痛经，患者可伴有月经延后或月经量少，色暗或夹有血块，舌质上有瘀斑、瘀点等症状。

▲ 当归黄精牛肉汤 ▲

【原料配方】 牛肉250克，当归12克，黄精30克，陈皮3克。

【制作方法】 选鲜嫩牛肉，洗净，切块；当归、黄精、陈皮洗净。把全部用料放入锅内，加清水适量，武火煮沸后，文火煲约2~3小时，调味供用。

> **专家提示**
>
> 牛肉性味甘温，有补脾胃、益气血、强筋骨等功效；当归性味甘、辛、温，能补血活血，行气止痛；黄精性味甘、平，有益气补脾，养阴润肺等功效；陈皮性味辛、苦，有理气、调中、燥湿化痰等功用。注意寒湿内盛之腹胀、食少，不宜使用本汤。

【食疗功效】 补血养肝，健脾益气。适用于气血虚弱症。症见面色萎黄，神疲乏力，心悸眩晕，月经不调，经行量少，色淡，漏下不止。

▲ 当归羊肉温补汤 ▲

【原料配方】 当归10克，党参、黄芪各20克，羊肉300克，生姜、葱、白酒、食盐适量。

【制作方法】 将当归、党参、黄芪放入纱布袋内扎好，并将羊肉切块，一并放入砂锅内，加水、生姜、葱、白酒适量，炖至羊肉烂熟，除去药物，加食盐调味，食肉喝汤。

【食疗功效】每2日1次。益气补血止痛：主要适用于气血虚弱引起的痛经，经期或月经干净后小腹绵绵作痛，按之痛减，经色淡、质清稀，患者可伴有面色苍白、精神倦怠、舌淡苔薄等症状。

> **专家提示**
>
> 当归补血调经，党参、黄芪益气，羊肉温中益气补虚，共奏益气养血之功，特别适合于伴有贫血的患者食用。注意，实证、热证患者不宜食用。

益母草红枣瘦肉汤

【原料配方】 猪瘦肉250克，益母草30克，红枣5个。

【制作方法】 益母草、红枣去核洗净；猪瘦肉洗净，切大块。把全部用料放入锅内，加清水适量，武火煮沸后，改文火煲2小时，调味供用。

【食疗功效】 活血祛瘀，调经止痛。适用于血瘀痛经。症见经行不畅或量少，经色紫暗有瘀块，小腹胀痛，胸胁作胀，舌紫暗或有瘀点，脉涩；亦可用于产后恶露不止，腹中疼痛。

> **专家提示**
>
> 益母草味辛、苦，性微寒；功能活血祛瘀，调经止痛。猪瘦肉营养丰富，而且肉嫩味美。用之既可补虚健体，又可矫正益母草之苦，防其活血散瘀太过而伤正。红枣味甘，性平；能调和脾胃，益气补血。本汤所治之痛经、产后腹痛，皆由血瘀内阻，血行不畅所致，治宜活血祛瘀，调经止痛。脾虚血少、月经过多者，不宜用本汤。

祈艾山甲瘦肉汤

【原料配方】 猪瘦肉250克，祈艾叶30克，炮穿山

> **专家提示**
>
> 汤中祈艾叶味苦、辛，性温，能温通经脉，逐寒止痛。炮穿山甲味咸，性寒，功能活血通经，与祈艾叶同用，其通经止痛更优。猪瘦肉、红枣为汤中补虚养血之品，合而为汤，温经祛瘀，补虚强体两者兼顾，且不伤正气。本汤所治之证属血瘀阻滞、寒邪内犯而致，治宜温通经脉，散瘀止痛。脾虚血少、月经过多者，不宜用本汤。

甲15克，红枣4个。

【制作方法】 祈艾叶、炮穿山甲、红枣去核洗净；猪瘦肉洗净，切块。把全部用料放入锅内，加清水适量，武火煮沸后，改文火煲2小时，调味供用。

【食疗功效】 温经散寒，祛瘀止痛。适用于瘀滞寒凝之月经不调。症见经行腹痛，得温痛减，经量少而紫黯，甚至闭经；亦可用于产后受寒之恶露不行，腹中冷痛。

▲ 鸡血藤黑豆瘦肉汤 ▲

【原料配方】 猪瘦肉120克，鸡血藤30克，黑豆30克。

【制作方法】 猪瘦肉洗净，切片；鸡血藤、黑豆洗净。把全部用料放入锅内，加清水适量，武火煮沸后，文火煲约2小时，调味供用。

【食疗功效】 养血活血，调经止痛。适用于血虚瘀阻的

> **专家提示**
>
> 猪瘦肉能补血润燥，健运脾气，强壮机体；鸡血藤功能行血调经，补血强体，舒筋活络；黑豆有补血健脾，去湿消肿的功效。本汤调理的月经不调，是因肝血不足，血行不畅所致。鸡血藤易腻滞腹胀，故脾虚湿盛、大便溏薄者，不宜使用本汤。

月经不调、痛经。症见面色苍白，月经不调，经行腹痛，量少有瘀块，甚至闭经。

▲ 乌鸡椒姜汤 ▲

【原料配方】 雄乌骨鸡500克，陈皮、高良姜各3克，胡椒6克。

【制作方法】 乌鸡洗净后，与后3味同时入锅，加水没过鸡面，加佐料，文火炖至肉烂，吃肉喝汤，每日早、晚各1次，可连续服用。

【食疗功效】 补益气血。适于气血虚弱型痛经，症见经前或经后下腹隐隐空痛，喜按喜温，平素体虚，面色偏白，

> **专家提示**
>
> 乌鸡性味甘、平，入肝、肾经，具有补血益阴、退热除烦的功效。陈皮性味辛苦，温，有理气、健胃燥湿、祛痰之功效。高良姜性味辛温，有功能温胃、祛风、行气、止痛的功效。胡椒性味辛、热。具有温中散寒，理气止痛，消痰解痉的功效。

肢体麻木、肌肤欠温，头晕健忘，少气懒言、食欲不振。

苏木木耳汤

【原料配方】 苏木、木耳各30克。

【制作方法】 上2味用水、酒各300毫升煮成300毫升，分2次服。

【食疗功效】 每日1次，7剂为1疗程。活血化瘀通经。适用于血淤型月经量少或闭经，乳胀腹痛；症见月经量少，血色暗红，质稠有血块，经前小腹胀痛或剧痛，乳房胀痛者，逐渐发展为月经不行，闭经。

专家提示 苏木性味甘、辛，性平，归肝、心经。具有活血祛瘀，通经，止痛之功效。木耳性味甘，性平，归胃、肝、大肠经。木耳性味甘平，具有益气、润肺、补脑、轻身、强志、和血等功效。

当归生姜羊肉汤

【原料配方】 当归 10克，生姜15克，羊肉100克。

【制作方法】 将上料洗净，一起放入锅。加水6碗，武火煲沸，文火煮汤，至熟烂后加盐调味即可服用。

【食疗功效】 每日分2～3次服用，隔日服食。温经止痛调经。适于血寒型痛经，症见月经来潮后数小时或经前1～2日开始下腹疼痛，轻者隐隐作痛，重者绞痛，面色苍白，冷汗淋漓，疼痛可向腰骶、肛门、会阴部放射，得温痛减，平素畏寒肢冷，腰膝冷痛。

专家提示 当归性味甘、辛，温。入肝、心、脾经。具有补血调经、活血止痛的功效。生姜解表散寒。羊肉益气血，补虚损，温元阳，御风寒，滋养强壮。

鳖鱼瘦肉汤

【原料配方】 鳖鱼1只，瘦猪肉100克，生地黄30克。

【制作方法】 将鳖先用热水烫约10分钟，待鳖尿排尽，去头、足、内脏，收拾干净，生地黄洗净备用。3味同入砂锅，加水适量，武火

专家提示 鳖鱼又名甲鱼，味甘，性微寒，具有滋阴凉血的功效。瘦猪肉味甘、咸，性平，可健脾益气、滋阴补血。生地黄味甘，性寒，既能清热凉血，又能养阴生津。

煮沸，文火慢炖2~3小时，炖煮至肉烂，调味即可服食。

【食疗功效】 每日2次，3剂为1疗程。养阴清热调经。适用于阴虚血燥型闭经，症见月经不来，形体干瘦，烦躁易怒，失眠多梦，午后潮热、盗汗。于足心发热，大便干结，肌肤不润，容易脱发，或皮肤瘙痒。

▲ 杞子兔肉汤 ▲

【原料配方】 枸杞子30克，兔肉250克。

【制作方法】 将枸杞子洗净，兔肉洗净、切块，2味同入炒锅，武火煮沸后，文火煮2~3小时，煮至肉烂，加入适量精盐、味精后即可服食，每日2次，宜常服。

【食疗功效】 补肝肾调经。适用于肝肾不足型闭经；症见月经不能正常来潮，腰膝酸痛，心烦易怒，失眠多梦。

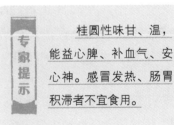

专家提示 枸杞性平，味甘，具有补肝肾、生精血、益精明目等功效。兔肉性凉，具有滋阴凉血、益气之功效。

▲ 桂圆肉鸡蛋汤 ▲

【原料配方】 桂圆肉50克，鸡蛋1个。

【制作方法】 先将桂圆肉水煮，煮沸约10分钟，倒入打散的鸡蛋，煮熟即成。

【食疗功效】 补肾调经。适用于治疗月经前后不定期伴腰酸腿软、头晕耳鸣等。

专家提示 桂圆性味甘、温，能益心脾、补血气、安心神。感冒发热、肠胃积滞者不宜食用。

▲ 川芎鱼头汤 ▲

【原料配方】 川芎10克，鱼头1个。

【制作方法】 先煎川芎，加水400毫升，放入鱼头，煲半小时调成咸味，饮汤食鱼头，隔日1次，连用3~7次。

【食疗功效】 益血补气，通络止痛。适用于血瘀阻滞型经行头痛。

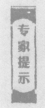

专家提示 川芎性味辛，温。归肝、胆、心包经。具有活血行气，祛风止痛的功效。

当归乌豆独活汤

【原料配方】 当归15克，乌豆60克，独活10克。

【制作方法】 上3味加水500毫升，入锅内，煎成300毫升，加酒少许，去渣取汤。

【食疗功效】 每2日1剂，连服3～7日为1疗程。益血补气，通络止痛。主治经行头痛，经行身痛。

> **专家提示** 当归性味甘、辛，性温，归入肝、心、脾经。具有补血调经、活血止痛的功效。乌豆味甘，性平，归脾、肾经。具有补肾益阴，健脾利湿，除热解毒作用。独活性味辛、苦，性微温，归肝、肾、膀胱经。具有祛风胜湿，解表散寒，止痛的功效。

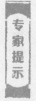 姜夏厚朴汤

【原料配方】 姜半夏、厚朴各10克。

【制作方法】 将姜半夏、厚朴都切碎，用约2杯水（约400毫升）放入锅，煎煮取汁，煎成约1杯水时，即可服用。

【食疗功效】 降气和胃止呕。适于气滞型经前期综合征，尤以恶心欲呕者为佳。

> **专家提示** 每日1次，经前连服1周。姜半夏性味辛、温。归脾、胃、肺经。有降逆止呕作用。厚朴性味苦、辛，温。归脾经；胃经、大肠经。具有行气消积、燥湿除满、降逆平喘的作用。

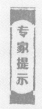 芎芷鱼头汤

【原料配方】 草鱼或链鱼头1个，川芎、白芷各3克，海带1条，马蹄20个，猪里脊肉200克，香菜、芹菜、胡椒、酒、盐、蒜头、酱油少许。

【制作方法】 将鱼头洗净，一切为二，热汤烫过后，涂上少许酒，腌5分钟待用。海带用水洗净，与葱、生姜（切片）放入锅，加6碗水，大火煮沸，即改用小火煮，15分钟后将海带取出切条，加入蒜泥、酱油搅匀即可食用。马蹄洗净去外皮，切成

> **专家提示** 川芎性味辛，性温，归肝、胆、心包经。具有活血行气，祛风止痛的功能。白芷性味辛，性温，归肺、脾、胃经。具有祛风除湿、通窍止痛、消肿排脓的功效。

两半，再和鱼头放入锅共煮。将川芎、白芷另加1杯水煮沸后，去渣取汁倒入鱼头锅，同煮至味出，加入香菜、少量酒、胡椒即可，饮汤食海带。

【食疗功效】 每日3次，经前连用3～5日。祛头风，止痛，调经补血。适用于肝郁血虚型经前期紧张综合征，尤其适用于经前头痛。

乌鸡糯米粥

【原料配方】 乌骨鸡200克，糯米100克，葱、花椒、食盐适量。

【制作方法】 将乌骨鸡去毛及内脏，洗干净后切成细块，取200克煮熟烂后再放入糯米及葱、花椒、食盐煮粥，空腹食用。

> **专家提示** 乌骨鸡补益脾胃、调补肝肾，糯米补益脾胃、利肺气，两者合用熬粥，特别适合于伴有气血不足的患者食用。注意，有虚热、痰湿或湿热的患者不宜食用。

【食疗功效】 每日或隔日服用1剂。补血养血、止血调经，主要适用于气虚不固引起的崩漏，经色淡而质薄，患者可伴有体质虚弱、面色少华等症状。

黄芪山药粥

【原料配方】 黄芪20克，山药20克，莲子肉20克，大枣10克，粳米100克。

【制作方法】 将黄芪、山药、莲子肉、大枣洗净，与粳米一起放入砂锅内，加水适量共煮粥。

> **专家提示** 黄芪补气升阳、益卫固表，山药益气养阴、补益脾肺、补肾固精，大枣补中益气、养血安神，莲子补脾止泻、益肾固精、养心安神，四者与粳米合用熬粥，特别适合于伴有气血不足的崩漏患者食用。注意，实证、热证患者不宜食用。

【食疗功效】 每日1次，分2次食用。补血益气、止崩。主要适用于气血不足引起的崩漏，经色淡而质薄，患者可伴有神疲乏力、四肢不温、腰膝酸软、大便溏稀、面色淡白等症状。

参芪阿胶粥

【原料配方】 人参10克，黄芪20克，阿胶5克，粳米100克。

【制作方法】 将洗净的人参、黄芪、粳米一起放入砂锅内，加水适量，用文火熬成稀粥，粥熟后放入阿胶至溶化。

【食疗功效】 每日1次，早晚各食一大碗，7～10天为1个疗程。补气升阳、摄血固冲。

> **专家提示** 人参大补元气，黄芪补气升阳，阿胶补血止血，与粳米为粥食用，特别适合于伴有气虚症状的患者食用。注意，素有痰火或湿热而症见舌红苔黄厚、尿黄的患者不宜食用。

主要适用于气虚引起的月经提前，或月经量多，色淡红或正常，质清稀，或血块与淡红血水并见。患者可伴有面色淡白、气短懒言、肢软乏力，或动则汗出，或小腹空坠等症状。

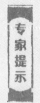 红枣阿胶粥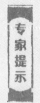

【原料配方】 红枣20克，阿胶5克，粳米100克。

【制作方法】 将洗净的红枣、粳米一起放入砂锅内，加水适量，用文火熬成稀粥，粥熟后放入阿胶至溶化。

> **专家提示** 红枣补气，阿胶补血，与粳米为粥食用，特别适合于伴有气血不足的月经延后或月经过少患者食用。注意，素有湿热而症见舌红苔黄厚、尿黄的患者不宜食用。

【食疗功效】 每日1次，早晚各食一大碗，1周为1个疗程。补气生血。主要适用于气血不足引起的月经延后，或月经过少，患者可伴有面色淡白、气短懒言、舌淡苔白等症状。

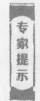 生姜肉桂粥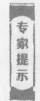

【原料配方】 生姜末6克，肉桂粉2克，粳米50克，白糖适量。

【制作方法】 将粳米洗净，加水适量熬粥。粥将熟时放入生姜末、肉桂粉、白糖适量，文火煮至粥稠停火，久煮则效果更佳。

【食疗功效】 每日1次，每晚睡前空腹温服。温经散寒。主要适用于血寒引起的月经量少、月经延后，患者可伴有痛经，经色暗红有块，或月

> **专家提示** 生姜解表散寒，肉桂温阳散寒止痛，与粳米为粥同食，特别适合于月经前有感寒冷饮病史的患者食用。注意，有出血倾向者慎用；不宜与赤石脂同用。

经前有受寒饮冷病史等症状。

荷叶粥

【原料配方】 鲜荷叶50克，大米适量。

【制作方法】 将荷叶洗净、切碎，与淘净大米同入锅煮粥，加盐调味服食。

【食疗功效】 每日2~3次，7日为1疗程。化痰利湿，活血通经。适用于痰湿阴滞型闭经；症见形体肥胖多毛，年逾18周岁而月经未来潮，或原有月经来潮，又停止来潮达3个月，乳房胀痛或下腹胀痛，渴不欲饮水，食欲不佳。

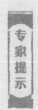

> **专家提示** 荷叶味苦涩，性平，归心、肝、脾经。荷叶含有莲碱原荷叶碱和荷叶碱等多种生物碱及维生素C、多糖。有清热解毒、凉血、止血之功效。孕妇禁用。

苍术粥

【原料配方】 苍术、粳米各30克。

【制作方法】 将苍术洗净水煎，去渣取汁，待粥八成熟时入药汁，共煮至熟，1剂／日，可连续服用。

【食疗功效】 除湿去痰，适用于痰湿阴滞型闭经；症见形体肥胖痰多，年逾18周岁而月经未来潮，或原有月经来潮，又停止来潮达3个月，乳房胀痛或下腹胀痛，渴不欲饮水，食欲不佳。

> **专家提示** 苍术性味辛、苦、温，归脾、胃经，有燥湿健脾，祛风除湿之功。本品有较强的燥湿健脾作用。阴虚内热，气虚多汗者不宜选用。

莱菔子粥

【原料配方】 莱菔子10克，大米50克。

【制作方法】 将莱菔子炒黄研末，与大米同入锅，加水600毫升煮粥。经前2日始服用，早、晚各1次、连服5日。

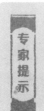

> **专家提示** 莱菔子又名萝卜子，味辛、甘，性平，归脾、胃、肺经。该品具有消食导滞，降气化痰的功效。故气虚无食积、痰滞者慎用。

【食疗功效】 疏肝理气，调经止痛。适于肝郁气滞型痛经；症见月经来潮后数小时或经前1～2日开始下腹疼痛，轻者隐隐作痛，重者绞痛，面色苍白，冷汗淋油，疼痛可向腰骶、肛门、会阴部放射，经前烦躁易怒或抑郁不疏，喜叹气，失眠多梦。

苡 米 粥

【原料配方】 薏苡仁30克，大米25克。

【制作方法】 将薏苡仁洗净，加水1000毫升，煮软后加大米同煮成稀粥，每晚1次，于经前1日开始服，连服5日。

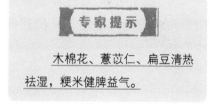

专家提示

薏苡仁、芡实、莲子粉具有健脾助消化作用，可治疗腹泻。

【食疗功效】 清热祛湿。适于湿热郁结型痛经，症见经前或月经早期下腹疼痛，灼热不适，得寒痛减，或伴有带下黄稠，小便短赤，大便黏滞不爽。

木棉花苡米粥

【原料配方】 干木棉花30克，薏苡仁20克，扁豆20克，粳米50克。

【制作方法】 以上原料一同放入锅内，加水适量煮粥，粥成加盐调味。即可食用。

专家提示

木棉花、薏苡仁、扁豆清热祛湿，粳米健脾益气。

【食疗功效】 清热祛湿。适用于行经小腹灼热疼痛，或平素带下量多，色黄质稠有臭味。

糯米阿胶粥

【原料配方】 阿胶30克，糯米50克。

【制作方法】 将阿胶捣碎，炒黄为末。糯米加水500毫升煮粥，煮熟后下阿胶末搅匀服食，每日2次。

【食疗功效】 补益气血。适于气血虚弱型痛经；症见经前或经后下腹隐隐空痛，喜按喜温，平素体虚，面色偏白，肢体麻木，头晕健忘，少气懒言，

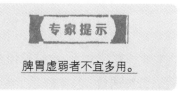

专家提示

脾胃虚弱者不宜多用。

食欲不振。

▲ 苡米莲子粥 ▲

【原料配方】 薏苡仁、芡实、莲子各30克，粳米100克，白糖适量。

【制作方法】 薏苡仁、芡实、莲子、粳米四味煮粥，加适量白糖，分次食用。每日1剂。

【食疗功效】 主治经行泄泻。

> **专家提示**
> 薏苡仁、芡实、莲子粉具有健脾助消化作用，可治疗腹泻。如果经行泄泻并且伴见胃脘胀满、神疲肢倦、经来量多、色淡质稀，平时带下量多、带下色白质稀，此属于脾虚型，可用此食疗方，更可长期服用。

▲ 黑木耳粥 ▲

【原料配方】 黑木耳l0克，粳米50克，白糖适量。

【制作方法】 先将黑木耳洗净，用冷水浸泡黑木耳、粳米20分钟，水适量。煮至米熟烂，加入适量白糖，调拌均匀即可。每日1次，连服1月。

【食疗功效】 补气养血调经。适用于月经先期气虚型，月经超前，量多色淡。

> **专家提示**
> 黑木耳性平，味甘，具有滋养脾胃，益气强身，舒筋活络，补血止血之功效。因黑木耳含有嘌呤类物质，故痛风病患者不宜食用。

▲ 黄花藕 ▲

【原料配方】 黄花菜30克，鲜藕节60克。

【制作方法】 将上述原料水煎服。每天1次，服至血止。

【食疗功效】 功效平肝养血。可辅治肝经郁火所致的倒经。

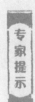

> **专家提示**
> 黄花菜性味甘凉，具有清热解毒、止血、止渴生津、利尿通乳、解酒毒等功效。藕性味甘、凉，功能凉血止血。

▲ 枸杞桂圆粥 ▲

【原料配方】 枸杞子10克，桂圆肉15克，大枣20枚，黑芝麻（炒研）20克，红糖适量。

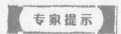

【制作方法】 前4味同入锅，加水适量煎煮成粥，粥熟加入红糖调味，分2～3次服，宜常食。

【食疗功效】 养血益阴柔肝。适用于阴虚肝旺型经行头晕，经行失眠。

专家提示

枸杞桂圆粥是一种滋补粥品，宜常食多食。

山鹿核桃膏

【原料配方】 山药200克，鹿胶40克，胡桃肉150克，冰糖50克。

【制作方法】 先将鹿胶研末，山药、胡桃肉、冰糖用文火蒸熟至极烂，然后加入鹿胶粉和匀共捣为膏备用。每次20克，1日2次，温开水调服。

专家提示

山药益气养阴、补益脾肺、补肾固精，鹿胶补肝肾、益精血，胡桃肉补肾温肺，三者合用熬膏，特别适合于伴有怕冷的患者食用。注意，阴虚、血热患者不宜食用。

【食疗功效】 补肾调经。主要适用于肾虚引起的月经先后不定期，患者可伴有畏寒肢冷、腰酸腿软、宫寒不孕等症状。

山药内金散

【原料配方】 山药90克，鸡内金30克，糯米酒或黄酒适量。

【制作方法】 将山药、鸡内金烘干，共研为细末，每日服12克，每日2次，用糯米酒或黄酒送服。

专家提示

山药有补气、补脾肾及补肾固精等功效；鸡内金有健胃，消化及止遗尿等功效，两者与米酒合用，可健脾益肾，补血通脉，适用于血气虚弱之闭经。

【食疗功效】 健脾补肾，补血通脉。适用于气血虚弱型闭经；症见月经不能按时来潮，形体瘦弱，面色苍白无华，疲倦乏力，懒言声低，下腹空坠感，动则气促，食欲欠佳，小便多，大便溏或先硬后溏。

山楂内金散

【原料配方】 山楂100克，鸡内金50克，红糖适量。

【制作方法】 将山楂去核、洗净、晒干，与鸡内金共研细末拌匀，每次服用10克，用红糖水送服。每日2次，连服5天。

【食疗功效】 化积消瘀通经。主要适用于气滞血瘀引起的闭经，患者可伴有舌质上有瘀斑、瘀点等症状。

> **专家提示**
>
> 山楂消食化积、活血散瘀；鸡内金运脾消食、固精止遗，红糖补中缓急、活血行瘀，三者合用，特别适合于舌质上有瘀斑、瘀点的患者食用。注意，气虚、痰湿或湿热的患者不宜食用。

▲ 三七炖母鸡 ▲

【原料配方】 三七10克，枸杞子25克，母鸡1只，食盐、鸡精等适量。

【制作方法】 将三七用水泡软后切片，母鸡去毛杂，洗净，除去血水，再把三七、枸杞子放入鸡腹中，置锅内，注入适量清水，加食盐、鸡精适量，先用大火烧开，再用小火炖至鸡肉烂熟即成。每周1～2次。

> **专家提示**
>
> 三七化瘀止血、止痛，枸杞子补肝肾，母鸡补脾肾、养气血，同炖食用，特别适合于伴有痛经的患者食用。注意，三七性温，故血热妄行，或出血而兼有阴虚口干者不宜单独使用。

【食疗功效】 活血化瘀、安冲止血。主要适用于瘀血引起的月经量多，色紫黑，有血块或小腹疼痛拒按，患者可伴有舌质紫黯，或舌有瘀斑瘀点等症状。

▲ 沙参炖团鱼 ▲

【原料配方】 北沙参10克，团鱼1个，白酒、食盐适量。

【制作方法】 先将团鱼宰杀，去内脏，然后洗净切块，加白酒、食盐适量，放入砂锅内炖熟后，加入北沙参再炖20分钟即可。

> **专家提示**
>
> 团鱼滋阴补血，北沙参滋阴，同炖为汤，特别适合于伴有身体消瘦、夜间出盗汗的患者食用。注意，本汤滋腻，不宜进食过多，以免影响脾胃消化功能；而感冒发热、痰湿体质患者则应慎用。

【食疗功效】 每日1次，顿服。滋阴清热、固冲止血。主要适用于阴虚引起的经行量多、色深红、质稠，或周期提前，或八九日始止。患者可伴有颧红潮热、骨蒸盗汗、咽干口燥，或头晕耳鸣，或心烦不寐，舌红少苔等症状。

韭菜炒鸡蛋

【原料配方】　韭菜150克，鸡蛋2个。

【制作方法】　将韭菜洗净，切粒，鸡蛋打碎，去壳，搅匀。起油锅，下盐适量及韭菜。韭菜炒至熟，再下鸡蛋，翻炒至鸡蛋刚熟即可。随量食用。

【食疗功效】　去瘀止血，活血调经。适用于月经病属血瘀者。症见月经过多，经期延长，崩漏，痛经，经血紫黯有血块。

> **专家提示**　本品适用于血瘀或兼有血瘀的月经病。韭菜性味辛温，辛能疏散瘀血，温能通行血脉，故能活血散瘀，止血调经。药理试验表明，韭菜对子宫有兴奋作用，能收缩子宫而制止出血，又温血散寒，对由于血寒致瘀者，尤为适宜。鸡蛋富于营养，补而不滞，与韭菜同炒，香而暖胃，体质虚寒挟瘀者进食亦无妨。本品偏温，阳虚有热者不宜食用。

香菇蒸蚌肉

【原料配方】　香菇20克，蚌3个，葱2条，生姜15克。

【制作方法】　将香菇剪去蒂，清水浸泡发大，洗净，切丝；鲜蚌洗净，去壳取肉；生姜去皮，洗净，榨汁；葱去须，洗净，切粒。用姜汁、食盐、生粉、米酒拌蚌肉后，加入香菇丝、葱粒，文火隔水蒸熟即可。随量食用。

【食疗功效】　滋阴清热，补中益气。适用于月经病属阴虚血热或气阴两虚者。症见月经先期，月经过多，崩漏而经色红，面白唇红，气短口干，大便结，小便黄等。

> **专家提示**　本品适用于气阴两伤而致月经量多或崩漏者。香菇性味甘、平，益气补中。蚌性味甘咸、寒，滋阴清热、凉血止血。两味配合，对血热及热伤气阴所致的月经病，实为食疗佳品。

黑木耳炒肉片

【原料配方】　黑木耳50克，瘦猪肉100克。

【制作方法】　将黑木耳用清水浸至软，洗净；瘦猪肉洗净，切薄片，用调味料及生粉拌匀，腌制10分钟。起油锅，下猪肉炒熟，再加黑木耳炒熟即可。

【食疗功效】 随量食用。清热凉血，祛瘀止血。月经病属血热或血热挟瘀者。症见月经过多，经期延长，崩漏不止，经色紫红有血块，经行小腹疼痛。

专家提示 本品适用于产后、流产后或经后瘀血内留，或瘀久化热所致之月经病。黑木耳性味甘平，清热凉血，祛瘀止血。猪肉性味甘平，滋阴养血；配黑木耳，助黑木耳之凉血止血。又有补虚之用。

▲ 蒸乌骨鸡 ▲

【原料配方】 乌骨鸡1只，艾叶20克，黄酒30毫升，食盐、葱、姜、花椒各少许。

【制作方法】 将乌骨鸡放血去毛及内脏，将艾叶、葱、姜、花椒放入鸡腹中，加入黄酒和适量水、盐，隔水蒸至烂熟。

【食疗功效】 补虚温中。适用于治疗月经量多、色淡、质稀伴肢倦乏力、小腹冷痛、得温则舒等症。

专家提示 乌骨鸡性味甘平，具有助阳、滋肝补肾、养阴退热、益气活血之功效；艾叶性味苦、辛、温，具有温经止血，散寒调经等功效；黄酒性味甘、辛、温，具有活血、散寒、通经之功效。注意，血热妄行者不宜食用。

▲ 八珍蒸鹌鹑 ▲

【原料配方】 鹌鹑2只，党参10克，黄芪8克，白术8克，茯苓8克，当归8克，熟地8克，白芍8克，川芎6克，生姜、葱白、味精、食盐适量，鸡汤100克。

【制作方法】 先将鹌鹑去毛及内脏，洗净；将党参、黄芪、白术、茯苓、当归、熟地、白芍、川芎等研末，放入蒸碗中，再放入鹌鹑、姜片、葱白、鸡汤；用湿棉纸封碗口，上蒸笼用旺火蒸熟，取出，加入味精、食盐调味即可。

专家提示 党参、黄芪、白术、茯苓、当归、熟地、白芍、川芎等益气养血，鹌鹑健脾除湿，同炖食用，特别适合于气血不足引起的月经延后或月经过少患者食用。湿热患者不宜单独使用。

【食疗功效】 每日吃完，连食1周。益气养血，主要适用于气血不足引起的月经延后、月经过少，患者可伴有神疲乏力、少气懒言等症状。

玄胡香附煲鸡蛋

【原料配方】　玄胡15克，香附15克，鸡蛋2个。

【制作方法】　将玄胡、香附、鸡蛋加水同煮，蛋熟后去壳，然后再放入汤液中煎5分钟即可。

专家提示　玄胡活血、行气止痛，香附疏肝解郁、调经止痛，同用可增强疏肝理气、活血通经的作用，特别适合于伴有忧郁、胁肋胀痛的患者食用。注意，因本方性味平和，须久服才有疗效，香附有降低血压的作用，低血压患者慎用。

【食疗功效】　吃蛋饮汤，隔日1次，连用半月。疏肝理气、活血调经。主要适用于肝气郁结引起的月经延后、月经量少、痛经及乳房胀痛，患者常伴有情志抑郁、急躁易怒、胸闷不舒、胁肋胀痛、多疑虑等症状。

当归田七炖鸡

【原料配方】　乌骨鸡250克，当归15克，田七5克。

【制作方法】　当归、田七洗净，乌骨鸡洗净斩件，放入滚水中煮5分钟，取起过冷水。把全部用料放入炖盅内，加开水适量，盖好盅盖，隔开水文火炖2～3小时，调味供用。

专家提示　汤中当归为补血调经要药，味甘、微苦、辛，性温，凡治疗血虚有瘀之月经不调，则宜用全当归。田七味甘、微苦，性温，功能活血散瘀、止痛止血。乌骨鸡味甘，性平，能补血调经，强健身体。本汤所治之月经不调，病属肝血不足兼有血瘀所致。湿热泄泻、外感发热者，不宜用本汤。

【食疗功效】　补血调经。祛瘀止痛。适用于血虚有瘀之月经不调。症见经行腹痛，月经量少，经色暗黑有瘀块，甚至闭经，眩晕心悸，面色苍白，舌暗边有瘀点，脉细涩。

归参炖母鸡

【原料配方】　母鸡500克，当归身15克，党参30克，生姜4片，烧酒少许。

【制作方法】　选嫩母鸡活宰，取鸡肉洗净，切块；当归、党参、生姜洗净。把用料放入炖盅内，加开水适量、烧酒少许，炖盅加盖，隔水文火炖约3~4小时，调味供用。

【食疗功效】 食鸡饮汤。补气养血，调理月经。适用于血虚气弱的月经病。症见面色萎黄，眩晕心悸，月经延后，经行量少，色淡质稀；或产后血虚眩晕。

> **专家提示**
>
> 瘀热内阻之月经不调，不宜使用本汤。产后血虚或贫血较甚者，可改党参为高丽参。本汤治理的月经病属肝脾两虚，血少气弱，无以调经所致。治宜养肝补血，健脾益气。

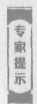 益母草煲鸡蛋

【原料配方】 鸡蛋2只，益母草30克，红糖适量。

【制作方法】 鸡蛋先煮熟，剥去蛋壳；益母草洗净。把益母草与鸡蛋放入锅内，加清水适量，武火煮沸后，文火煲约1小时，下红糖约煮5~10分钟即可。

> **专家提示**
>
> 虚寒崩漏者，不宜使用本汤。如血瘀而兼血虚者，可酌加当归12克同用。

【食疗功效】 吃蛋饮汤。活血通经，血瘀内阻，经脉不通所致月经不调。症见月经延后，经行不畅，小腹疼痛，甚至闭经；亦可用治产后腹痛，恶露不行属血瘀者。

百合地黄羊肉堡

【原料配方】 羊肉100克，百合30克，熟地30克，盐少许。

【制作方法】 将羊肉洗净，切块，百合、熟地洗净，与羊肉共放入砂锅，加水适量，用旺火煮沸后改用文火煲至肉烂，放入精盐调味即可。

> **专家提示**
>
> 羊肉性味甘、温，具有补气养血、温中暖下的作用。百合味甘、微苦，性寒，有宁心安神、润肺止咳、补中益气之功效。熟地味甘，性温，滋阴养血、补肾益精。

【食疗功效】 滋阴清热，活血行血。适用于治疗月经前后不定期、经量多或少、色鲜红伴腰酸腿软、五心烦热等。

▲ 黑豆焖塘虱鱼 ▲

【原料配方】 塘虱鱼2条（重约250克），黑豆150克。

【制作方法】 将塘虱鱼祛鳃及内脏，洗净，每条切3～4段。黑豆拣去杂质，洗净，放入锅内，加清水适量，武火煮沸后，文火煮1小时，加入塘虱鱼再煮20分钟，调味即可。

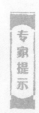

专家提示 黑豆多食会胀中，胃纳不佳、消化不良者，宜少食。据说塘虱鱼会"助湿生痰"，故有痰湿症者宜慎用。

【食疗功效】 随量食用。补肾健脾，养血调经。适用于月经病属脾肾两虚、血虚体弱者。适用于先天肾气不足或小产、人工流产等损伤肾精气血而致月经病者。症见月经后期，月经过少，闭经，面色萎黄，面部黯斑或眼眶黯黑，精神疲倦，四肢无力，头晕眼花，腰酸脚软，大便溏薄或夜尿频数。

▲ 黄鳝炒饭 ▲

【原料配方】 黄鳝250克，生姜50克，米酒少量，葱2条，大米200克。

【制作方法】 将黄鳝洗净；生姜洗净，去皮，切碎，榨取姜汁；葱去须根，洗净，切粒。把大米洗净，放入锅内，加清水适量，再放入黄鳝（用剪刀在黄鳝近尾处剪去一截，约6～8厘米长，使黄鳝血流入锅中）。

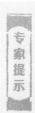

专家提示 本品偏于温补，阴虚火旺或湿热内盛者不宜食用。适用于体质偏于虚寒或病后体弱、气血两虚而致月经病者。

煮饭，饭熟后取出黄鳝，祛除鳝骨及内脏，取鳝肉。起油锅，下黄鳝肉炒香，加姜汁、米酒、食盐、葱粒炒匀，再放入饭内，搅匀即可。

【食疗功效】 随量食用。补气益血，祛寒调经。适用于因血虚而致月经病者。症见月经后期，月经量少，闭经，头晕眼花，心跳失眠，四肢麻痹。

▲ 香附薄饼 ▲

【原料配方】 香附500克，米酒、面粉、菜油适量。

【制作方法】 将香附用米酒炒后研成

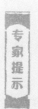

专家提示 香附疏肝理气、调经止痛，和面为饼，特别适合于伴有痛经的患者食用。气虚、消瘦患者不宜食用。

细末，然后加入水和面粉，和面作饼，每个饼重约20克，用菜油将饼烙熟。

【食疗功效】 每次食用1饼，1日3次，连续食用7天为1个疗程。疏肝解郁调经。主要适用于肝气郁结之月经先后不定期，患者可伴有情绪抑郁、胸胁胀满、喜欢叹气等症状。

鹿胶党参炖鸡肉

【原料配方】 鸡肉250克，鹿胶15克，党参30克，生姜4片，红枣4个。

【制作方法】 鸡肉去皮，红枣去核，生姜洗净。把全部用料放入炖盅内，加入开水适量，盖好盅，隔滚水炖1小时，汤成趁热分1～2次服。

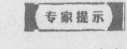

专家提示

阴虚火旺、实症崩漏者，不宜用本汤。

【食疗功效】 补肾益精，固崩止血。适用于久病伤肾、肾阳不足、精血虚少之崩漏。症见经行量多，淋漓不尽，下腹冷痛，腰膝酸软，头晕乏力；亦可用于子宫功能性出血、贫血、更年期综合征属阳虚、精血不足者。

人参阿胶炖乌骨鸡

【原料配方】 乌骨鸡250克，高丽参10克，阿胶12克。

【制作方法】 乌骨鸡活宰，取鸡肉，洗净，切粒；高丽参去芦（去蒂），切片；阿胶打碎。把用料放入炖盅内，加开水适量，炖盅加盖，隔水文火炖约3小时，调味供用。

专家提示

血瘀崩漏、外感发热者，不宜食用本汤。

【食疗功效】 补气摄血，固崩止漏。适用于脾虚气弱的崩漏。症见面色白，神疲乏力，经行量多，漏下不止，色淡质稀，或一月数行，短气懒言，饮食减少。

胶艾炖羊肉

【原料配方】 羊肉250克，阿胶12克，祈艾叶12克，生姜4片。

【制作方法】 选鲜嫩羊肉，洗净，切块；祈艾叶、生姜洗净；阿胶打碎。把全

专家提示

血瘀崩漏实症、外感未清者，均不宜使用本汤。阿胶较腻滞，如脾虚食少者，宜加入砂仁3克，以化滞健胃。

部用料放入炖盅内，加开水适量，炖盅加盖，隔水用文火炖约3小时，调味供用。

【食疗功效】 养血补肝，固崩止血。虚寒之崩漏。症见体倦乏力，腰膝酸软，月经不调，经行量多，经色淡红，淋漓不止，头晕心悸，面色无华。

痛经停鸡蛋

【原料配方】 玄胡15克，香附15克，红花6克，益母草30克，鸡蛋2个。

【制作方法】 将以上药物加水同煮，待鸡蛋煮熟后去壳，再放回锅中煮20分钟左右即可饮汤吃鸡蛋。

【食疗功效】 可在月经来临前3～5天食用，每日2次。通经止痛，主要适用于气滞血瘀引起的痛经，

玄胡活血、行气止痛，香附疏肝解郁、调经止痛，红花活血通经、祛瘀止痛，益母草活血通经，与鸡蛋同煮，特别适合于月经伴有血块的患者食用。注意，月经过多、崩漏或有出血趋向的患者，以及月经期间不宜食用。

患者可伴有胸胁乳房胀痛，或月经量少，或经行不畅，经色紫黯有块，血块排出后痛减，月经干净后疼痛消失，舌紫黯或有瘀点等症状。

田七佛手炖鸡

【原料配方】 鸡肉120克，田七12克，佛手12克，红枣4枚。

【制作方法】 选鲜嫩鸡肉，洗净，切粒；田七、佛手洗净；红枣去核洗净。把全部用料放入炖盅内，加开水适量，炖盅加盖，隔水文火炖约2～3小时，调味即可。

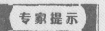

专家提示

虚寒经痛，气虚崩漏者，均不宜使用本汤。本汤应于经前1～2天服食，连用3周，效果更显著。

【食疗功效】 活血去瘀，通经止痛。适用于血瘀痛经。症见经行腹痛，经量少而色黯，时有血块，血块排出后腹痛减，舌紫暗边有瘀点，脉涩。

首乌肝片

【原料配方】 何首乌20克，鲜猪肝250克，水发木耳25克，青菜适量

【制作方法】 何首乌加水200毫升，煮成20毫升浓汁，汁中加适量酱

油、盐、料酒；猪肝剔去筋，洗净切片。铁锅中加素油煸炒猪肝。八成熟时倒入何首乌汁炒匀、最后加木耳起锅即成，可供佐餐常食。

【食疗功效】 补益肝肾，调经止痛。适于肝肾亏损型痛经，症见月经后期或干净后下腹疼痛，病势隐隐而喜按，腰膝酸痛，烦躁失眠。

> **专家提示**
>
> 首乌具有补肝肾，益精血，乌须发，强筋骨之功效，常用于肝肾不足、精血亏虚之证。猪肝以肝补肝，善补肝血、柔肝体；黑木耳益肾养阴。本品补肝肾、益肾阴。肝阳上亢，阴火上炎者禁用。

艾叶生姜煲鸡蛋

【原料配方】 艾叶10克，生姜15克，鸡蛋2个。

【制作方法】 以上3味加水500毫升同煮，蛋熟后去壳放入再煮，煲好后饮汁吃蛋，于月经的第1日开始服，每晚1次，连服5日。

> **专家提示**
>
> 艾叶性辛味苦、辛、温，有温经止血、调经安胎及散寒除湿的作用，是治疗虚寒性通经的常用药。生姜性味辛、温，功能温经散寒，可祛除凝滞于经脉的寒症。

【食疗功效】 温经散寒止痛。适于阳虚内寒型痛经，症见月经来潮后数小时或经前1～2日开始下腹疼痛，轻者隐隐作痛，重者绞痛，面色苍白，冷汗淋漓，疼痛可向腰骶、肛门、会阴部放射，得温痛减，平素畏寒肢冷，腰膝冷痛。

姜芪鸡蛋

【原料配方】 黄芪50克，生姜15克，鸡蛋3个。

【制作方法】 上3味同煮至蛋熟，祛渣吃蛋，可分次食，从月经前3日开始服，每日1剂，连服1周或经后可止。

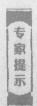

> **专家提示**
>
> 黄芪性味甘、温，归肺、脾、肝、肾经。有补气升阳、固表止汗、利水消肿等功效。生姜性微温，味辛。入肺、脾经。具有发汗解表，温中止吐，温肺止咳的作用。

【食疗功效】 补气养血，温经通脉。适于气血虚弱复感寒邪的痛经。

▲ 米酒川芎鸡蛋 ▲

【原料配方】　川芎8克，米酒30毫升，鸡蛋2个。

【制作方法】　将川芎、鸡蛋同煮，蛋熟后去渣及蛋壳，调入米酒，汤蛋同服，每日1剂，连服7日。

> **专家提示**
>
> 川芎性味辛，温。归肝、胆、心包经。具有活血行气，祛风止痛的功效。阴虚火旺，多汗，热盛之人不宜食用。

【食疗功效】　行气活血，止痛，补虚，通脉。适于经期或经后小腹绵绵作痛，经色淡红而量少之虚寒痛经。

▲ 黑豆米酒鸡蛋 ▲

【原料配方】　黑豆50克，鸡蛋2个，米酒120毫升。

【制作方法】　将黑豆、鸡蛋同煮，蛋熟后去壳再煮，煮至豆熟，兑入米酒，豆、汤、蛋同服，每日1剂，连服5日。

> **专家提示**
>
> 黑豆性平，味甘。入脾、肾经。有补肾生血的作用；鸡蛋补虚，与米酒合用，则有温阳祛寒、补血通经的功效。阴虚火旺见口干苦，或月经过多者不宜进饮。

【食疗功效】　补益气血，温阳通经。适于肝肾亏虚型痛经；症见月经后期或干净后下腹疼痛、病势隐隐喜按，腰膝酸痛．烦躁失眠。

▲ 枸杞子蒸鸡 ▲

【原料配方】　枸杞子10克，母鸡肉150克。

【制作方法】　二者装盘加佐料调味，上笼蒸熟食之，经前2周每2日服食1次。

> **专家提示**
>
> 枸杞子味甘，性平，归肝、肾、肺经，具有养肝、滋肾、润肺之功效。

【食疗功效】　适于血虚型痛经；症见月经来潮后数小时或经前1～2日开始下腹疼痛，轻者隐隐作痛，重者绞痛，面色苍白，冷汗淋漓，疼痛可向腰骶、肛门、会阴部放射，得温痛减，平素体弱血虚，头晕，面白，健忘，失眠多梦。

▲ 苏茴荷包蛋 ▲

【原料配方】 苏梗、小茴香各3 ~ 5克，鸡蛋2个。

【制作方法】 2味布包，煮水打荷包鸡蛋，加佐料调味，经前及经期服，每日1次。

【食疗功效】 行气活血止痛。适于气滞血瘀型痛经；症见月经来潮后数小时或经前1 ~ 2日开始下腹疼痛，轻者隐隐作痛，重者绞痛，面色苍白，冷汗淋漓，疼痛可向腰骶、肛门、会阴部放射。可伴恶心、呕吐、头痛、泄泻等不适，经前烦躁易怒，失眠多梦。

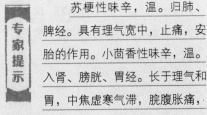

专家提示

苏梗性味辛，温。归肺、脾经。具有理气宽中，止痛，安胎的作用。小茴香性味辛，温。入肾、膀胱、胃经。长于理气和胃，中焦虚寒气滞，脘腹胀痛，食少呕吐等。阴虚火旺者忌服。

▲ 参芪鸭条 ▲

【原料配方】 鸭脯肉100克（切条），党参、黄芪、龙眼肉各10克。

【制作方法】 上诸味加入葱、姜、小茴、大茴、花椒等佐料，煮汤佐食。

【食疗功效】 补气，调经止痛。适于气虚型痛经；症见经前或经后腹痛隐隐，少气懒言。

专家提示

党参味甘、微酸，性平，归脾、肺经；黄芪味甘，性微温，归肝、脾、肺、肾经。黄芪可以增强党参的补气作用。

▲ 五香鳙鱼 ▲

【原料配方】 鳙鱼500克（可用鲫鱼代替），干姜8克，胡椒6粒，肉桂5克，桃仁10克，香菜6克，清汤1000毫升。

【制作方法】 鳙鱼去鳞、鳃、内脏，以油煎至两面微黄时，加入干姜、胡椒、肉桂、桃仁、香菜、清

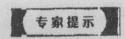

专家提示

热病及有内热者、荨麻疹、癣病者、瘙痒性皮肤病应忌食。

汤，文火煎煮20分钟，调味佐食。

【食疗功效】 适于血虚血寒型痛经；症见月经来潮后数小时或经前1~2日开始下腹疼痛，轻者隐隐作痛，重者绞痛，面色苍白，冷汗淋漓，疼痛可向腰骶、肛门、会阴部放射，得温痛减，平素畏寒肢冷，腰膝冷痛。

黑豆红花糖方

【原料配方】 生黑豆30克，红花6克，红精30克。

【制作方法】 前2味洗净，一同放入锅，加清水适量，中火煎煮一至一个半小时，去渣取什，加入红糖趁热服用，每日1剂，分2次服用。可连续服食。

> **专家提示** 黑豆性味甘平，具有活血、利水、祛风，解毒、补肝肾、强筋骨等功效。常用于闭经、中风等引起的耳聋目眩、腰膝酸软等症。红花味辛，性温。有活血通经，消肿止痛等作用，可治疗闭经，痛经，产后血瘀腹痛等症。

【食疗功效】 补肝肾调经。适用于肝肾不足型继发性闭经，症见月经不能正常来潮，腰膝酸痛，下腹胀痛，心烦易怒，失眠多梦。

黄芪杞子炖乳鸽

【原料配方】 黄芪、枸杞子各30克，乳鸽1只。

【制作方法】 将乳鸽去毛、内脏，洗净，放入炖盅，再将黄芪、枸杞子洗净放入碗盅，加水适量，隔水炖熟，吃肉饮汤。

> **专家提示** 乳鸽味咸，性平，有补肾益气功能；黄芪味甘，性温，有补气升阳、固表止汗、健脾利湿等功效；枸杞子味甘，性平，有补肾益精、养肝明目等功效。

【食疗功效】 每日2次，宜常服。补气养血调经。适用于气血虚弱型闭经；症见月经不能按时来潮，形体瘦弱，面色苍白无华，疲倦乏力，懒言声低，喜卧少动，动则气促，食欲欠佳，小便多，大便溏或先硬后溏。

猪肝红枣煮木瓜

【原料配方】 猪肝100克，红枣20枚，番木瓜1个。

【制作方法】 将木瓜切开，去籽洗净，与猪肝、红枣一同放入炒锅，加

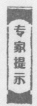

水适量，先用武火煮沸，再改用文火慢煮1～2小时，煮熟后服食饮汤。

【食疗功效】 每日2～3次，宜常服。补气养血调经。适用于气血虚弱型闭经；症见月经不能按时来潮，形体瘦弱，面色苍白无华，疲倦乏力，懒言声低，喜卧少动，动则气促，食欲欠佳，小便多，大便溏或先硬后溏。

> **专家提示** 猪肝性味甘、苦，温。归肝、脾经。有补肝养血功能。红枣性味甘，温，归脾、胃经。有补中益气、养血安神等功效。番木瓜性味甘、寒、平。具有消食健胃、强心补肾、舒筋活络等功效。

▲ 王不留行炖猪蹄 ▲

【原料配方】 王不留行30克，茜草、红牛膝各15克，猪蹄250克。

【制作方法】 上述药物清洗干净，用纱布包好，与猪蹄向放入砂锅，炖至猪蹄烂熟，去药包，服汤食肉。

【食疗功效】 每日2次，5剂为1疗程。活血化瘀，理气通经。适用于气滞血淤型继发性闭经；症见月经不能按时来潮，推迟超过3个月，乳房胀痛，下腹胀满不适，烦躁失眠，或胸胁胀满不适，喜叹气，情绪抑郁，口干口苦。

> **专家提示** 王不留行味苦，性平，活血通经，利尿通淋，其善于通利血脉，走而不守，可治血滞经闭或经行不畅，临床常与当归、香附、红花、川芎同用；茜草味苦，性寒，活血化瘀，止血通经，能行血消瘀；牛膝活血通经，引血下行，性善下行，活血祛瘀而通经。三味药合用，主治气血瘀滞闭经。

老母鸡炖木耳红枣 ▲

【原料配方】 老母鸡1只，木耳30克，红枣15枚，麦冬30克。

【制作方法】 将老母鸡去毛、内脏后洗净，与木耳、红枣、麦冬同时放入砂锅，加水适量，武火煮沸，文火慢炖1～2小

> **专家提示** 老母鸡味咸、甘，性微温，能温中益气，补精填髓；木耳味甘，性平，具有益气、润肺、补脑、轻身、强志、和血、养荣等功效；红枣味甘，性温，有补中益气、养血安神等功效；麦冬味甘、微苦，性微寒，清养肺胃之阴而润燥生津，且可清心而除烦热。

时，炖至鸡肉烂熟，加调料调味后服食。

【食疗功效】　每日2～3次，2剂为1疗程。养阴清热调经，适用于阴虚血燥型闭经；症见月经不来，形体干瘦，烦躁易怒，失眠多梦，午后潮热，盗汗，手足心发热，大便干结，肌肤干燥，容易脱发，或皮肤瘙痒。

鸡血藤鸡蛋

【原料配方】　鸡血藤40克，白砂糖20克，鸡蛋2个。

【制作方法】　把鸡血藤、鸡蛋同煮至蛋熟，再去渣及蛋壳，放入白糖溶化即成。

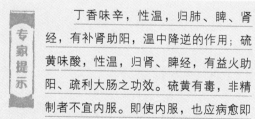

专家提示　鸡血藤味苦、甘，归心、脾经，具有活血舒筋、通经活络的功效，与鸡蛋合用，可攻补兼施，适用于气血亏虚的病人。其药性平和，宜长期食用。

【食疗功效】　顿服，每日1次，连服7日。行气补血，舒筋活络。适用于气血亏虚型月经不调。经闭不行；症见月经不能按时来潮，形体瘦弱，面色苍白无华，疲倦乏力，懒言声低，下腹疼痛隐隐，动则气促，食欲欠佳，小便多，大便溏或先硬后溏。

硫黄丁香鸡蛋

【原料配方】　丁香、硫黄各1克，鸡蛋1个。

【制作方法】　上2味药共研为细末，鸡蛋打一小孔，把药末放入其中，湿纸封口蒸熟，空腹时用米酒10毫升送服，若月经仍不行，可连服2～3次，每日1次。

专家提示　丁香味辛，性温，归肺、脾、肾经，有补肾助阳，温中降逆的作用；硫黄味酸，性温，归肾、脾经，有益火助阳、疏利大肠之功效。硫黄有毒，非精制者不宜内服。即使内服，也应病愈即止，不宜久服。阴虚内热病人慎服。

【食疗功效】　温宫壮阳，补虚通经。适用于肾阳不足型闭经；症见月经不能正常来潮，腰膝冷痛，四肢欠温，下腹怕冷，得温舒适。

姜黄鸡蛋

【原料配方】　鲜姜黄20克，黄酒50毫升，鸡蛋2个。

【制作方法】　把鸡蛋煮熟后去壳，再入姜黄同煮20分钟即成，弃汤，用黄酒送服鸡蛋，每日2次，连服4～5日。

【食疗功效】温宫，行瘀，通经，补气。适用于寒凝血瘀型或气血瘀滞型闭经；症见下腹冷痛或刺痛明显，拒按，唇、舌颜色暗滞不畅，面色晦暗，或畏寒肢冷，或抑郁不疏。

专家提示

姜黄味辛、苦，性温，既入血能活血化瘀，又入气能行气散滞，为破血行气之品，临床多用于肝郁气滞之胁痛，肝郁血瘀之腹痛，因本品能破血行气，通经止痛，故可用于经闭、痛经，对气滞血瘀型通经有效。

马鞭草蒸猪肝

【原料配方】 鲜马鞭草60克，猪肝100克。

【制作方法】 将马鞭草洗净后切成小段，猪干切片，混匀后放碟上，隔水蒸熟后服用。

专家提示

猪肝味甘、苦，性温，能补肝明目，益气养血；马鞭草味苦，性微寒，能破血通经，截疟。脾胃虚弱者慎服。

【食疗功效】每日1次，连服3～5日。清热解毒，活血散瘀。适用于血热血瘀型闭经、月经过少、白带过多、阴痒；症见月经不行，下腹疼痛，带下黄稠，阴痒阴痛，乳房刺痛，渴喜冷饮，小便短黄，大便干结。

天麻川芎炖乳鸽

【原料配方】 乳鸽1只，天麻12克，川芎6克，红枣4枚。

【制作方法】 乳鸽活宰，去毛、内脏等，洗净，斩块；天麻、川芎、红枣（去核）洗净。把全部用料放入炖盅内，加开水适量，炖盅加盖，隔水用文火炖约3小时，调味供用。

【食疗功效】 补虚养血，祛风止痛。适用于月经前后头痛属血虚者。症见月经不调，经前经后头痛，心悸眩晕，体

专家提示

肝热及外感之头痛，不宜使用本汤。本汤调治之头痛属血虚生风，上扰头部所致。汤中乳鸽能补气血，益肝肾。川芎温上行，直达头面，功能活血行气，祛风止痛，与天麻合用，其祛风止痛之力更著。红枣甘平，具有补气养血，调中和药的功效，其用既可增加汤品之鲜美味道，又可以制约川芎之辛燥而起顾护正气之效。合而为汤，共达补虚养血，祛风止痛，调理月经之效。

弱乏力。

沙参玉竹堡老鸭

【原料配方】 沙参20克，玉竹15克，老鸭250克。

【制作方法】 先煲老鸭至待烂，加入沙参、玉竹，续煲至烂，调味佐饭菜，宜常服。

【食疗功效】 养血益阴，柔肝清心。主治阴虚肝旺型经行不寐。

> **专家提示** 香附性味辛、微苦、微甘、平，归肝，脾、三焦经。具有疏肝理气，调经止痛的功效。本食疗方适用于肝郁血滞引起的月经不调。

香附牛肉

【原料配方】 香附15克，牛肉100克，枸杞子15克，精盐、葱少许。

【制作方法】 将牛肉切块，与香附（打碎）、枸杞子、盐、葱一起放入砂锅内，加水适量，用文火煎煮至肉烂即可。

> **专家提示** 老鸭味甘，性温，无毒，滋阴补血，和脏腑、利水便；沙参味甘，性微寒，养胃生津、滋阴清肺、除虚热；玉竹味甘，性微寒，养阴润燥，润肠通便。

【食疗功效】 疏肝理气，补血调经。适用于治疗月经后期、量少伴心烦易怒、胸胁胀满、面色萎黄等。

第三章

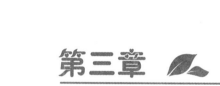

乳房病食疗

乳房病是指由于各种因素所引发的女性乳房部位疾病。是女性的多发病、常见病。乳房疾病主要包括乳腺炎、乳腺增生、乳腺癌等。

乳腺炎是乳腺组织的急性感染，为细菌（主要为金黄色葡萄球菌、少数可为链球菌等）经乳头皲裂处或乳管口侵入乳腺组织所引起的一类疾病。绝大部分发生在哺乳期产妇，初产妇多见。中医称为"乳痈"，即指乳房部红肿热痛，甚至化脓溃烂，伴恶寒发热者。

乳腺增生病是乳腺组织结构不良性疾病。是以乳腺腺泡上皮细胞和导管上皮细胞增生、乳腺间质结缔组织增生、乳腺导管扩张和囊肿形成基本变化的一类疾病的总称。

乳腺癌是女性乳房最常见的恶性肿瘤，占各种恶性肿瘤的7%～10%，近年呈上升趋势，已成为我国女性发病率最高的恶性肿瘤。

一、乳房病的病因是什么？

乳房病的发生与情绪波动、病菌感染、遗传、内分泌紊乱、环境等多种因素有关。根据不同种类病因不尽相同。

（一）乳腺炎病因

✚ 乳汁淤积

产妇乳汁淤积有利于侵入细菌的生长繁殖。常见的淤积原因有乳头发育不良（过小或内陷），妨碍哺乳；乳汁过多或婴儿吸乳少，以致乳汁不能完全排空；乳管不通，影响排乳。

✚ 细菌入侵

致病菌以金黄色葡萄球菌为主。其侵入途径有以下两种：

（1）细菌通过乳头皮肤的破损处入侵。初产妇在婴儿吮吸乳头时，常有不同程度的皲裂、糜烂或细小溃疡，利于细菌入侵，细菌可经破损处沿淋巴管扩散到乳腺实质，形成感染病灶。婴儿口含乳头睡觉或婴儿患口腔炎也为细菌直接入侵提供了方便。

（2）细菌通过乳腺导管开口，上行到乳腺小叶，再扩散到乳房间质。

✚ 机体免疫力下降

产后机体全身及局部免疫力下降也为感染创造了条件。乳头部位潮湿和温度的升高，更易造成细菌的感染。免疫力良好者，病变可以停留在轻度炎症或蜂窝组织炎期，可以自行吸收。免疫力差者，易致感染扩散，形成脓肿，甚至脓毒血症。

（二）乳腺增生病因

乳腺增生病的病因尚不十分明了，大家比较认同的观点是内分泌紊乱所致，同时也和精神因素有一定关系。

✿ 内分泌紊乱

乳腺增生发病原因主要是由于内分泌激素失调。

（1）黄体酮分泌减少，雌激素相对增多：本病的重要原因是雌激素升高，致乳腺上皮细胞及间质细胞增生水肿，钠潴留，小叶间水肿，黄体酮促使腺泡发育，引起上皮分化，减少有丝分裂，同时拮抗醛固酮对远端肾小管的作用，加速水钠排泄。若黄体酮的分泌发生异常，乳腺长时间在雌激素的作用下，即可造成乳腺增生与复旧之间的紊乱，导致乳腺增生。

（2）促乳素升高：近年来，许多学者认为，促乳素升高也是引起乳腺增生的一个重要因素。促乳素分泌的增加，刺激卵巢分泌雌激素增加，进而导致乳腺增生肥大。

（3）甲基黄嘌呤类物质：如咖啡、可乐饮料或巧克力，刺激乳腺组织的环腺苷酸和环鸟苷酸增多，引起乳腺增生。

（4）子宫内膜的前列腺素产生周期出现在黄体期：这也是乳腺增生的致病因素之一。

✿ 精神因素

乳腺增生病的病人乳腺增生往往与心境有密切联系，心情舒畅、心胸开阔、心平气和者不易生病。经常心情不好、心胸狭窄、生气发怒者易生病。人生存的外部环境、工作及生活条件、人际关系、各种压力造成的神经精神因素等均可使人体的内环境发生改变，从而影响内分泌功能，使某一种或几种激素的分泌出现异常。比如，在长期的紧张焦虑状态下，阿片能神经元张力增高，神经传递介质环境改变，发生雌激素／多巴胺不协调，而导致催乳激素分泌增加，催乳激素的升高可直接刺激乳腺组织，并进一步抑制黄体期黄体酮的分泌，刺激雌二醇的合成，导致雌孕激素比例失调，致使雌激素持续对乳腺组织不良刺激，可能引起或加重乳腺增生病。

（三）乳腺癌病因

❀ 激素水平的改变

环境的污染、饮食的污染、紧张的心理压力，还有其他原因造成的激素水平的改变以及人为的一些因素都导致女性乳腺癌的发病风险增加。

❀ 精神压力过大

都市年轻女性面临激烈的竞争压力，精神长期处于应激紧张状态，导致情绪上的不稳定，心态不平和。这些精神因素与不良生活工作方式加在一起对乳房造成进一步的伤害。

❀ 遗传因素

家族的妇女有第一直系家族的乳腺癌史者，其乳腺癌危险性是正常人群的2~3倍。特别是母亲和姐妹中有乳腺癌患者其发病率将更高。

❀ 乳房良性疾病因素

一般认为乳腺良性疾病可增加乳腺癌的危险性，乳腺小叶增生、纤维腺瘤病人发生乳腺癌的危险性为正常人的2倍。其他如乳腺囊性增生病被认为是癌前期疾病。

❀ 晚婚、晚育、少哺乳

女性晚婚、晚育、少哺乳对健康是一个不利因素。未婚者发生乳癌的危险比已婚者大。生育哺乳对乳腺有保护作用。哺乳有利于降低患乳腺癌的风险。

❀ 高脂肪饮食诱发乳腺癌

研究证明，肉类、煎蛋、黄油、奶酪、甜食、动物脂肪等可增加患乳腺癌危险性，而绿色蔬菜、水果、鲜鱼、低脂奶制品则减少患乳腺癌的危险性。

❀ 含过量激素的丰胸产品

丰胸产品如果含有不健康的或者接触过量的激素，对乳房肯定是不利的。

❀ 年龄因素

在女性中，发病率随着年龄的增长而上升。45~50岁较高，绝经后发病率继续上升，到70岁左右达最高峰。其死亡率也随年龄而上升，直到老年时始终保持上升趋势。

❀ 月经初潮早，绝经晚

月经初潮早、绝经晚是乳腺癌两个主要的危险因素。月经初潮年龄小于12岁与大于17岁相比，乳腺癌发生的相对危险增加。闭经年龄大于55岁比小于45岁者发生乳腺癌的危险性增加。

✜ 放射线

反复长期接触各种放射线（多次放射线、电脑、手机等）。

✜ 其他因素

经常上夜班，抽烟多，常吃油炸薯条；饮酒过频、过量；缺乏运动；有些长期从事办公室工作的女性白领坐多动少，缺乏锻炼，接触阳光少。体重增加可能是绝经期后妇女发生乳腺癌的重要危险因素。

二、乳房病的症状

（一）乳腺炎症状

乳腺炎病人在患病初期常有乳房肿胀、疼痛，肿块压痛，表面红肿、发热畏寒等症状；如果继续发展，则症状加重，乳房出现搏动性疼痛。严重者伴有高热、寒战，乳房肿痛明显，局部皮肤红肿、有硬结、压痛，血常规检查白细胞数量明显增高，分类中中性粒细胞比例增高，患侧腋下淋巴结肿大、压痛。炎症在数天内软化，形成乳房脓肿，有波动感。

不同部位的脓肿表现也不尽相同。浅表的脓肿可以自行穿破；深部的脓肿常无波动感，皮肤发红亦不明显。脓肿可深入到乳房后疏松结缔组织中，形成乳房后脓肿。未给予引流的脓肿可以进入不同的腺叶间，穿破叶间结缔组织间隙，形成哑铃状脓肿或多发性脓肿。乳腺大导管受累者，可出现脓性乳汁或乳瘘。

（二）乳腺增生症状

✜ 乳房胀痛

胀痛程度不一，轻者不被病人注意，重者可影响工作和生活，也有的为乳房刺痛或灼痛。疼痛有时可向同侧腋下或肩背部放射。胀痛的特点是具有周期性，它常发生或加重于月经前期。但部分病人缺乏周期性，亦不能否定本病的存在。

✜ 乳房内肿块

肿块可见于一侧或双侧乳房内，常为多发性，可呈片状、结节状、条索状、颗粒状，其中以片状为多见，在月经来潮后可能缩小、变软。

✜ 乳头溢液

乳房内大小不等的结节状肿块实际上是一些大小不等囊状扩张的乳管，乳头溢液即来自这些囊肿。若病变与大导管相通，或导管内有多发性乳头状增生及乳头状瘤病，常可出现乳头溢液，多呈黄色、棕色或血色，偶为无色浆液。约有5%～15%患者可有乳头溢液，多为单侧性，自溢性。

✪ **其他症状**

常可伴有胸闷不舒，心烦易怒，失眠多梦，疲乏无力，腰膝酸软，经期紊乱，经量偏少等表现。

（三）乳腺癌症状

乳腺癌多见于乳房的外上象限（45%～50%），其次是乳头、乳晕（15%～25%）和内上象限（12%～15%）。早期症状多不明显，随着癌肿的增大症状日趋显著。

早期的症状为乳内出现单发的、无痛性的小肿块，肿块质硬、表面不光滑、分界不清楚，多无明显自觉症状，常无意中发现。癌块继续发展，肿块明显增大，并可引起乳房局部隆起。若侵及皮肤可造成局部皮肤呈"酒窝征"或乳头凹陷；部分患者可出现乳头溢液，以血性或浆液性多见；部分患者述患部疼痛，但多轻微；患侧腋窝有肿大变硬的淋巴结；癌细胞远处转移可出现相应症状。晚期发生恶变质者，可有消瘦无力、贫血、头晕、发热等症状。

三、乳房病营养治疗的原则是什么?

（一）均衡膳食搭配，保证营养全面丰富

摄取营养物质的全面和丰富对于乳腺病患者是非常重要的。

（1）适量增加富含优质蛋白质的食品，如乳制品、蛋类、禽类、鱼类、瘦肉、豆制品等。

（2）保证每日都有含胡萝卜素、维生素C的绿叶蔬菜和深黄色蔬菜的摄取。这不仅能够增强人体的免疫能力，更具有一定的杀菌作用。

（3）多吃含有维生素A、B族维生素类物质的食品，如动物肝脏、蛋、奶等，以增强机体的抗病能力。这尤其适宜乳腺癌患者食用。

（4）增加膳食纤维的摄取，如粗粮、蔬菜、水果、豆类、胡萝卜、芹菜、莴苣、韭菜等。

（5）增加含有钙、铁、磷、锌、硒等矿物质元素较多的食物摄取。

（二）饮食以新鲜食物为主

乳腺病患者主、副食的选料应首先保证食物的新鲜，避免食用腌制、霉变、烟熏类、油炸类、煎焦类食品，以及含有亚硝胺、食品添加剂、残留农药、防腐剂的食物。同时，应尽量选择有利于消化、吸收的营养食品，对于富含维生素的食物不宜过度烹调。

（三）食用有利于排泄和解毒的食品

经常食用有利于排泄和解毒的食物能够帮助患者清除体内毒物，如冬瓜、绿豆、赤小豆、西瓜等富含膳食纤维和水分的食物都具有较好的利水作用，经常食用有助于患者体内废物的排泄。另外，洋葱、菜花和甘蓝等食物的球茎中含有分解苯并芘类物质，具有较强的抑制致癌物质活力的作用，因此非常适宜乳腺癌患者食用。

（四）减少高脂肪、高盐、高糖食品的摄取

乳房病患者的正常膳食应以低脂、低盐、低糖的清淡饮食为主，膳食中可以适量增加瘦肉、鸡蛋、酸奶、牛奶等食物。另外，妇科炎症患者可增加一些苦味、性凉的食物，如苦瓜、萝卜、黄瓜、海带、佛手瓜、竹笋、荸荠、紫菜、番茄、香蕉、西瓜等。

四、乳房病宜用和忌用的食物有哪些？

（一）乳房病患者忌用食物

（1）辛辣刺激性食物，如辣椒、韭菜、葱、蒜、胡椒、花椒、生姜、芥末等。

（2）少吃高脂肪油腻食物，如猪油、黄油、奶油、乳酪、猪肥肉、炸油条等。

（3）忌食霉变、煎炸、盐腌、烟熏、烤糊焦化类食品。少吃精米、精面。

（4）忌食含有激素的保健品，如蜂王浆等。

（5）乳腺炎患者忌食海腥河鲜类食物如墨鱼、鲤鱼、鲫鱼、海鳗、海虾、带鱼等，忌食温热性食物，如羊肉、狗肉、鹿肉、公鸡肉、雀肉、香菜、荔枝、龙眼肉等。

（6）乳腺炎及乳腺癌患者忌喝烈酒、浓茶、浓咖啡等。

（二）乳房病患者宜用食物

（1）新鲜的水果蔬菜：如橙、橘、苹果、西瓜、桑葚、猕猴桃、南瓜、青菜、黄瓜、丝瓜、豆腐、豆芽、豆角、卷心菜、荠菜、胡萝卜、山药、西红柿等。

（2）菌类食物如香菇、银耳、猴头菇等。

（3）适量蛋白质丰富的食物，如猪瘦肉、鸡肉、鸡蛋、海参、兔肉、鱼

虾等。

（4）对于乳腺增生还可多吃核桃、海带、黑木耳、蘑菇、红枣、大白菜、芹菜、黑芝麻等食物可调节内分泌，常吃丝瓜、金橘子、橘饼、牡蛎、山楂、红枣、米糠、酵母、花生、黑芝麻、黑木耳、鳝鱼等都可有效预防乳腺增生。

（5）多吃具有抗癌作用的食物，常见的有：豆类（豆腐、豆浆、豆奶）、大蒜、胡萝卜、芦笋、猴头菇、大枣、菜花、卷心菜、茴香、菠菜、小白菜、西红柿、红苹果、小麦麸、蟹、海藻类（海带、紫菜、裙带菜等）、酸奶制品、亚麻子、粗纤维食物（糙米、玉米、荞麦、红薯、南瓜等）、绿茶、鱼类（如三文鱼、鳗鱼、金枪鱼、青鱼、大比目鱼、鳕鱼、沙丁鱼等）等。

五、乳房病患者的药膳调治

▲ 鸡血藤茶 ▲

【原料配方】鸡血藤15克，橘核15克。

【制作方法】将鸡血藤、橘核洗净后放入茶杯，加沸水浸泡30分钟，当茶频频饮用，每日1剂。

【食疗功效】活血通络散结。主要适用于乳腺增生症，患者可伴有乳房胀痛或刺痛、月经不调等症状。

专家提示

需多次饮用，方才有效。

▲ 天冬绿茶 ▲

【原料配方】天门冬8克，绿茶2克。

【制作方法】先将天门冬（即天冬）拣杂，洗净，晾干或晒干，切成饮片，与绿茶同放入杯中，用沸水冲泡，加盖

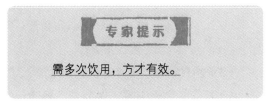

专家提示 天冬，性味甘、苦，性寒，为临床润燥滋阴、降火清肺的常用妙品。现代实验研究发现，天冬具有抗肿瘤作用。绿茶擅长清热解毒、生津润燥，且具有防癌抑癌功效。上二味配伍成茶饮食疗，尤其适宜于中老年乳腺癌、宫颈癌患者以及出现阴虚肝火旺盛者，坚持服食，有明显的辅助治疗效果。

闷15分钟，即可开始饮用。当茶，频频饮服，一般可冲泡3～5次，饮至最后，天冬饮片可同时嚼食咽下。

【食疗功效】养阴清火，生津润燥，防癌抗癌。本食疗方适用于各期乳腺癌早期患者。

油菜橘皮饮

【原料配方】油菜、橘皮各适量。

【制作方法】油菜、橘皮共放入锅内，加水煮汤。每次温饮一小杯，每日3次，连用2日。

【食疗功效】适用于初期气滞血淤型急性乳腺炎。

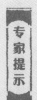

专家提示 油菜性味辛、凉，入肝、脾经。有散血，消肿之功效。橘皮性味辛、苦，温。入脾，肺经。有理气健脾，燥湿化痰之功效。

郁金青皮饮

【原料配方】郁金9克，青皮6克，鸡血藤10克，益母草9克，冰糖少许，纯净水适量。

【制作方法】郁金、青皮、鸡血藤、益母草入锅，加入适量清水，置火上煎十几分钟，去药渣留汁；将冰糖压碎，放杯中，兑入药汁用勺搅匀即可。

【食疗功效】每日饮2次，连饮数日。适用于气滞血瘀型乳腺增生患者。

专家提示 郁金味辛、苦，性寒；青皮味苦、辛，性温，都具有理气散结、疏肝解郁的作用；鸡血藤味苦、甘，性温；益母草味辛、苦，性微寒，均有活血化瘀之功效。

蒲公英元胡蜜饮

【原料配方】蒲公英30克，元胡30克，夏枯草30克，川楝子20克，白芷10克，蜂蜜30克。

【制作方法】先将蒲公英、元

专家提示 蒲公英不仅具有清热解毒、散结消肿的作用。近代中药研究发现，蒲公英还有一定的抗肿瘤作用，元胡擅长行气活血止痛；川楝子行气疏肝止痛；白芷可消痈肿止痛，三味共组方可增强行气止痛功效。夏枯草有较强的散郁结功效，且能清热解毒、清肝火，与蒲公英配伍，对乳腺痈肿有明显的治疗效果。

胡、夏枯草、川楝子、白芷分别拣杂，晒干或烘干，切碎或切成碎小段，一同放入砂锅，加水浸泡片刻，煎煮30分钟，用洁净纱布过滤，去渣，收取滤汁放入容器，待其温热时，兑入蜂蜜，拌匀即成。早晚2次分服。

【食疗功效】清热解毒，行气止痛，适用于乳腺癌患者热毒内积、气滞血淤引起的疼痛等症。

▲ 全橘饮 ▲

【原料配方】橘叶30克，橘皮20克，橘核20克，橘络10克。

【制作方法】先将橘叶、橘皮、橘核敲碎，与橘络同放入砂锅，加水适量，浸泡片刻，煎煮30分钟，用洁净纱布过滤、去渣，取滤汁放入容器即成。早晚2次分服。

专家提示

乳腺癌已溃者不宜使用。

【食疗功效】疏肝理气，解郁抗癌。本食疗方适用于各期乳腺癌初期，对乳腺癌初起未溃者尤为适宜。

▲ 蒲公英薄荷饮 ▲

【原料配方】蒲公英10克，薄荷、鲜葱须、菊花、陈皮各5克，白糖50克。

【制作方法】将上述5味及白糖同放入茶壶内，用沸水温浸15分钟，频饮。

专家提示

蒲公英、菊花清热解毒，消痈散结；陈皮、薄荷疏肝理气；葱须配薄荷有发散作用。

【食疗功效】适用于乳痈初期，红肿热痛。

▲ 猕猴桃汁 ▲

【原料配方】猕猴桃5个，蜂蜜适量。

【制作方法】将鲜猕猴桃切碎捣烂，取汁加开水、蜂蜜调服。

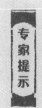

专家提示

猕猴桃汁宜鲜食，不宜高温烹煮，若高热则会破坏其抗癌活性。

【食疗功效】适用于乳腺癌放化疗阴虚、内热者。

天冬红糖水

【原料配方】天门冬（连皮）50克，红糖适量。

【制作方法】天门冬洗净，入砂锅，加水3碗，煎成一碗半，再加入红糖煮开。食用方法为温服糖水。

【食疗功效】利湿消肿，适用于乳腺增生的食疗。

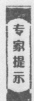

专家提示：养阴润燥，滋肾补血，生津止渴。也可作为妇女月经过多，功能性子宫出血，孕妇负重后阴道流血等症的辅助治疗。因天门冬大寒，虚寒假热、脾肾病人及溏泻者忌服。

核桃公英汤

【原料配方】核桃肉15克，山慈姑5克，鲜蒲公英250克。

【制作方法】核桃捣烂，山慈姑研细末，2药调匀。蒲公英煎汤，以汤汁送上药。

【食疗功效】1次/日，连服数次。清热解毒，道乳透脓，适用于乳腺炎成脓期。

专家提示：核桃味甘，性温，归肺、肾经，具有补肾补脑，益肺通经，强筋骨，润血脉，黑须发的功能。山慈姑味甘，微辛，性寒，归肝、胃经，具有清热解毒，消痈散结的功效。蒲公英味苦，性寒，归脾、胃经，为清热解毒、疗疮散结之佳品。

大飞扬草豆腐汤

【原料配方】大飞扬草15～30克．豆腐2～3块，食盐少量。

【制作方法】将大飞扬草、豆腐一同入锅，加3碗水炖煮，炖至1碗水时，放食盐调味即可。

【食疗功效】每日1次，连服3～5日。清热解毒，通乳。

专家提示：大飞扬草，又称大乳汁草，为大戟科植物飞扬草的全草，性味辛、酸，性寒。具有清热，解毒，通乳，利尿功能。豆腐，性味甘，性凉，归脾、胃、大肠经。功能益气和中，清热解毒，生津润燥。

适用于产妇排乳不畅，乳房胀痛，早期急性化脓性乳腺炎等。

海带排骨汤

【原料配方】水发海带100克，猪排骨250克，料酒、精盐、味精、湿淀粉、葱花、姜末、植物油各适量。

【制作方法】将水发海带洗净，剖条，切成菱形片，备用。将猪排骨洗净，剁成3厘米长的段，盛入碗中，加料酒、

专家提示

海带又称"长寿菜"，味咸，性寒，归肝、肾经，软坚化痰，利水泄热。本品营养丰富，对于调节女性内分泌，防治乳腺增生有一定的功效。此外，还有清热补虚，健骨御寒，补血乌发等作用。

精盐、湿淀粉拌和上浆，待用。烧锅置火上，加植物油烧至六成热，放入葱花、姜末煸炒出香后，即放入上浆的排骨段，翻炒中加适量鸡汤，放入海带片，视需要可加适量清水，大火煮沸后，改用小火煨煮30分钟。待排骨熟烂、汤呈乳白黏稠状时，加精盐、味精各适量，再煮至沸即成。当汤佐餐，随意服食。

【食疗功效】疏肝理气，解郁散结。适用于肝郁气滞型乳腺小叶增生。

夏枯草猪肉汤

【原料配方】夏枯草15克，穿山甲20克，丹参20克，香附15克，橘络15克，猪瘦肉100克，大枣5枚。

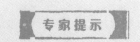

专家提示

痰湿或湿热患者不宜食用。

【制作方法】将夏枯草、丹参、香附、穿山甲、橘络、大枣包入纱布中，放入砂锅，大火烧开，改小火熬制。药汁熬好后放入猪肉片，用小火熬1~2个小时。起锅前，放入适量食盐调味，取出药包，起锅即可食用。

【食疗功效】1天之内服完。软坚散结。主要适用于乳腺增生症，患者可伴有乳房胀痛或刺痛、月经不调等症状。

紫茄猪瘦肉汤

【原料配方】紫茄2个（切片），猪瘦肉60克，鸡蛋1个，盐、味精、植物油各适量。

【制作方法】将紫茄与猪瘦肉放入锅中煎汤，然后将鸡蛋打破入汤调匀散开，熟时加入盐、味精、植物油即可食用。

【食疗功效】消肿止痛，益气健脾，通络散结，防癌抗癌。适于气滞血瘀型乳腺癌。对乳房硬块肿痛、乳头下限、消瘦、神疲乏力、低热、食欲减退等症有效。

> **专家提示** 猪瘦肉性味甘、咸，性平。功能补益脾气，滋阴养血。紫茄味甘，性凉，清热解毒、活血消肿、凉血止血。此外，茄子中含有一种名为"龙葵碱"的物质，研究认为具有一定的抗癌功效。

当归牛膝鲤鱼汤

【原料配方】当归15克，牛膝10克，木通10克，茯苓15克，赤小豆100克，鲤鱼500克，葱、蒜、姜、食油、盐、米醋各适量。

【制作方法】将药材洗净包好，与鲤鱼一起炖2小时。喝汤，每日1剂，分2次饮用。

【食疗功效】活血消肿，用于乳腺癌肿胀者。

> **专家提示** 当归性味甘、辛，温；牛膝性味苦、甘、酸，性平，两者均有补血、活血的作用。赤小豆性味甘、酸，性平；鲤鱼性味甘，性平；木通性味苦，性寒；茯苓性味甘、淡，性平。以上四味均有利水除湿的作用，合而为汤，活血消肿，健脾除湿，对于乳腺癌肿胀者患者有一定疗效。

仔鸡滋补汤

【原料配方】熟地20克，大枣20克，女贞子10克，黄芪20克，仔鸡250克，食油、葱、姜、蒜、盐各适量。

【制作方法】将药材洗净用纱布包好，与鸡块同炖2小时即可，吃肉喝汤。

> **专家提示** 熟地甘，性微温，归肝、肾经；女贞子味甘、苦，性凉，归肝、肾经；黄芪味甘，性微温，归肝、脾、肺、肾经。本品具有补气温阳的作用。

【食疗功效】每日1次，分2次服。补气养血，用于乳腺癌术后或放化疗后体虚者。

🔺 海带萝卜汤 🔺

【原料配方】干海带30克，白萝卜250克。

【制作方法】将海带用冷水浸泡12小时，期间可换水数次，洗净后切菱形，备用。将白萝卜洗净后，连皮及根须切细条状。与海带菱形片同入砂锅中，加足量水，大火煮沸后，改小火炖至萝卜烂，酌加各种调味品，滴几滴麻油即成。佐餐当汤，随意服食，吃萝卜条，饮汤汁，嚼食海带片。

【食疗功效】软坚散结，防癌抗癌。该方可广泛用于各期乳腺癌的防治。

> **专家提示**
>
> 海带性寒味咸，专功软坚散结、清热利水。萝卜擅长消积滞、化痰热、顺气宽中。素有"十月萝卜小人参"的誉称。近年来科学研究发现，萝卜具有防癌抗癌的功效，本药膳方作为乳腺癌患者及其术后进行放疗、化疗的辅助疗法，在减轻病人自觉症状、增强机体免疫功能、改善食欲等方面有明显的效果。

🔺 丝瓜桃仁糖浆 🔺

【原料配方】鲜丝瓜250克（或用丝瓜络10克），桃仁10克，红糖15克。

【制作方法】丝瓜切片，加入桃仁煎煮，煮沸后放红糖，再煮1沸即成。

【食疗功效】每日服3次，连服3日。通络，活血，通乳。症见产妇乳房肿胀，甚至胀痛难忍，婴儿难以吸吮乳汁。

> **专家提示**
>
> 丝瓜可解毒、活血、贯经络，还可通乳、解痱；桃仁有破血、祛瘀、润肠等功效；两者与红糖合用，可通络、活血、通乳。若连服3剂，乳汁仍不通者，可服穿山甲王不留行饮，或赤小豆30克熬水，连汤服下。

🔺 油 菜 汁 🔺

【原料配方】油菜适量。

【制作方法】油菜洗净放煲内，加水适量煲汤饮服。

【食疗功效】每日3次，连服3～5日。清热解毒，通乳透

> **专家提示**
>
> 油菜性味辛、凉，入肝、脾经。有散血，消肿之功效。

脓。适用于乳腺炎成脓期。

蒲公英绿豆粥

【原料配方】蒲公英10克，绿豆50
～100克，冰糖适量。

【制作方法】将蒲公英洗净，加水
3碗煎水取汁，再加绿豆煮为粥，粥成
后加入冰糖即可。

【食疗功效】每日3次，连用3～7
日。清热解毒，泻火利湿，消疮除烦。

> **专家提示**
>
> 蒲公英性味苦，寒。归脾、胃经。有清热解毒、泻火利湿、消肿散结的功用。与绿豆、冰糖合用，有清热解毒、消疮除烦的作用。

适用于产妇排乳不畅，早期急性化脓性乳腺炎；症见乳房胀痛，或觉热盛，
口干烦躁，大便干结，或伴发热。

蒲公英粥

【原料配方】蒲公英60克，金银花
30克，大米50～100克。

【制作方法】将蒲公英、金银花共
煎，去渣取汁，再加入大米煮成粥。任
意取食。

【食疗功效】清热解毒，适用于乳
腺炎。患者可伴有乳房胀满不适等症状。

> **专家提示**
>
> 本品需长期食用；脾胃虚弱便溏者禁服。

夏枯草当归粥

【原料配方】夏枯草9克，香附9
克，当归9克，白米50克，红糖少许，
净水适量。

【制作方法】夏枯草、香附、当归
入锅，加入适量清水，置火上煎10分
钟，去药渣留汁。白米淘洗干净，入锅
加水煮粥如常法。粥熟兑入药汁，撒入
红糖，用勺按同一方向搅匀即可。

> **专家提示**
>
> 夏枯草性味苦、辛，性寒，归肝、胆经，具有清火、明目、散结、消肿的作用。当归味甘、辛，性温，归肝、心、脾经，有养血、活血祛瘀的作用。

【食疗功效】每日早、晚各食一次，连食数日。理气散结，活血化瘀。

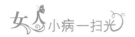
适用于气血瘀滞的乳腺增生者做辅助食疗品。

鳝鱼鸡蛋粥

【原料配方】活黄鳝鱼200克，鸡蛋1个，粳米60克，调味品适量。

【制作方法】先将黄鳝鱼置沸水中煮烫变直，取出后剥下肉并剁茸；粳米洗后入砂锅，加水、煮沸，再入鳝鱼茸共煮粥，将成时打生鸡蛋1个搅拌，略加调味品即成。

专家提示 黄鳝性味甘温，归肝、脾、肾三经，有补益气血、温阳益脾、滋补肝肾、祛风通络等功效。现代医学研究资料表明，黄鳝具有增强机体免疫功能、促进骨髓造血功能的作用。用黄鳝肉末与鸡蛋配伍而煨制的食疗粥膳，对中老年乳腺癌患者放疗、化疗后出现身体虚弱等症，有较好的补益治疗效果。

【食疗功效】早晚各吃1次，补气养血、滋养肝肾，适用于乳腺癌患者放疗、化疗期间体弱者服用。

枸杞猪血粥

【原料配方】猪血100克，大米50克，枸杞子15克，葱花、盐各适量。

【制作方法】将大米与猪血煮粥（1小时），熟时加入葱花、盐。

专家提示 猪血性味咸平，功能补血、生血、润燥。枸杞性味甘平，具有滋肾、润肺、补肝的功效。

【食疗功效】补血止血，适用于乳腺癌红、白细胞下降。

党参黄芪粥

【原料配方】党参30克，黄芪20克，红枣10克，粳米25克。

【制作方法】将党参、黄芪切片，红枣洗净，与粳米煮粥。

专家提示 本粥是滋养健胃之品，其中党参性味甘温，为补脾气之要药，功能益气，生津，养血；黄芪甘温纯阳，能益元气，壮脾胃，增强党参的补气作用。红枣性味甘温，有补中益气、养血安神等功效。粳米益气和胃。几者合而用之，既可益气补虚，又可健脾和胃，适于劳倦内伤，气虚体弱，倦怠乏力者。

【食疗功效】适用于乳腺癌放化疗白细胞低下者。

▲ 菱 角 粥 ▲

【原料配方】菱角肉30克，粳米50克，红糖适量。

【制作方法】将菱角肉与粳米同置砂锅中，加清水适量，文火煮成稠粥，加入红糖调味食之。

> **专家提示**
> 菱角性味甘，性凉，归脾、胃经。具有清热解暑，益气健脾等功效。近年来研究发现，菱角对癌细胞的变性及增生均有抑制作用。注意脾胃虚寒明显者不宜常食。

【食疗功效】每日早餐长期服用。具有益气健脾、强壮滋补、防癌抗癌功效。乳腺癌患者长期服用有益。

▲ 双 耳 羹 ▲

【原料配方】干银耳20克，干黑木耳20克，连翘20克，青皮10克，鲜马齿苋30克，通草3克，少量红糖。

【制作方法】先把连翘、青皮、马齿苋、通草煎煮，取药液两次共750毫升，滤去药渣待用。把银耳、木耳浸软，洗净，捞入砂锅内，用药液以武火烧

> **专家提示**
> 银耳味甘，性平，具有滋阴养胃，润肺生津等功效。黑木耳性味甘，性平，归胃、大肠经，有益气补血、润肺镇静、凉血止血等功效。配合连翘、青皮、马齿苋、通草，适用于平素体弱，乳腺炎初起，发热恶寒，红肿压痛，口渴咽干，大便干燥。

沸，然后移至文火炖熬2～3小时（若药液少可适量加水），至双耳熟烂、汁稠为度。此时放少量红糖即可食用。

【食疗功效】清热解毒、消肿散结，适用于乳腺炎。

▲ 菱粉芋头羹 ▲

【原料配方】老菱角500克，芋头250克，白糖20克。

【制作方法】先将老菱角洗净，劈开，取出菱肉，晒干或烘干，研成细粉备用。将芋头放入

> **专家提示**
> 菱角性味甘凉，可健脾止泻，补五脏、益精气。现代医学研究证明，菱实具有一定的抗癌抑癌作用。本药膳方可作为防治癌症的常用药膳主食，在乳腺癌患者手术或术后放疗、化疗及康复过程中，可发挥辅助治疗作用。

清水中浸泡片刻。放入麻布袋中，捶打揉搓，除去外皮及杂质，洗净、剖开后切成小片状或碎小丁状，放入砂锅，加水适量，放入菱角粉，大火煮沸后改用小火煨煮10分钟，待其黏稠成羹状即成。

【食疗功效】早晚2次分服。益气健脾、通络散结、防癌抗癌。通治各型乳腺癌，对脾胃虚弱型乳腺癌尤为适宜。

乳腺消炎膏

【原料配方】夏枯草100克，蒲公英100克，土茯苓100克，王不留行100克，橘络100克，知母100克，浙贝100克，紫草100克，丹皮100克，玄胡100克，蜂蜜1000克。

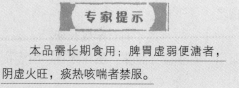

专家提示

本品需长期食用；脾胃虚弱便溏者，阴虚火旺，痰热咳喘者禁服。

【制作方法】将夏枯草、蒲公英、土茯苓、王不留行、橘络、知母、浙贝、紫草、丹皮、玄胡等放入砂锅内加水煮熬，1小时后取汁，如此2次，将2次汤汁混合后过滤，加入蜂蜜，在炭火上慢熬成膏，收存瓶中，出火5天后食用。

【食疗功效】每食1～2茶匙，空腹食用，白开水送服。清热解毒散结，主要适用于急性乳腺炎，特别适合于伴有乳房胀满不适的乳腺炎患者食用。

金银花蒲公英糊

【原料配方】金银花30克，鲜蒲公英100克。

专家提示

以金银花配伍蒲公英制成可食糊剂，具有较强的杀菌、消炎、抗病毒作用，可作为乳腺癌患者的解毒抗癌食疗佳品，坚持服食，配合临床综合抗癌措施，能发挥辅助治疗作用。

【制作方法】先将金银花拣杂，洗净，放入冷水中浸泡30分钟，捞起，切成碎末，备用。将鲜蒲公英（带花蕾者亦可）全草择洗干净，切碎，捣烂成泥状，与金银花碎末同放入砂锅，加清水适量，大火煮沸后，改用小火煎煮成糊状即成。

【食疗功效】早晚2次分服。清热解毒，防癌抗癌。防治各期乳腺癌。

凉拌马齿苋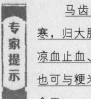

【原料配方】鲜马齿苋500克，仙人掌60克，白糖、醋、麻油各适量。

【制作方法】将马齿苋洗净、切成段，仙人掌去刺皮、切成丝，然后一起放入沸水中焯过，加入白糖、醋、麻油拌匀。佐餐食用。

> **专家提示**
>
> 马齿苋又名长寿菜，味酸，性寒，归大肠、肝经。有清热、解毒、凉血止血、利尿通淋等作用。马齿苋也可与粳米、绿豆、瘦肉等做成汤粥食用。

【食疗功效】清热解毒、消肿止痛的功效，适用于乳腺炎患者。

凉拌苦瓜

【原料配方】苦瓜250克，白糖少许，葱姜末各5克，食盐少许，米醋、味精适量。

【制作方法】苦瓜去两头尖端，去瓤籽洗净，切成小薄片，入水锅中焯熟，捞出控水后，放入盘中待用。将白糖、葱姜末、食盐、味精撒入盘中，淋入米醋，拌匀即可。每日食一次。

> **专家提示**
>
> 苦瓜性味苦寒，归心、脾、胃经。有清热解毒的功效。此菜清凉爽口、咸甜微苦，可常食之。

【食疗功效】清热、解毒、消肿，适用于急性乳腺炎患者。

核桃肉粉

【原料配方】核桃肉3块，山慈姑5克，黄酒适量。

【制作方法】将核桃肉捣烂，山慈姑研末，二者调匀即成。每日2次，用黄酒送服。

【食疗功效】补气化痰、清热解毒的功效，适用于乳腺炎。

> **专家提示**
>
> 核桃性味甘，温。归肺、肾经。具有补肾补脑，益肺通经，强筋骨，润血脉，黑须发的功能。山慈姑性味甘，微辛，寒，有小毒。归肝，胃经。具有清热解毒，消痈散结的功效。二者合用，清热解毒、抗肿瘤，适于乳腺炎患者早期未成脓的治疗。

金橘蒲公英粉

【原料配方】金橘1000克，蒲公英500克。

【制作方法】将金橘洗净，晒干，或用微火焙干，与蒲公英一同研成细末，装瓶，备用。每日2次，每次15克，温开水冲服。

【食疗功效】疏肝解郁，清热解毒。适用于肝气郁结型早期急性乳腺炎。

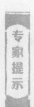

专家提示 金橘性味辛，甘，酸，温。入肺、胃、肝经。具有化痰生津、理气解郁等功效。蒲公英性味甘寒，入肝、胃经。功能清热解毒，消肿散结。

乳鸽炖绿豆

【原料配方】乳鸽1只，绿豆50克。

【制作方法】将乳鸽宰好，去内脏，洗净，与绿豆一同放炖盅内，加水适量，隔水炖熟，饮汤食肉。

【食疗功效】2～3日1次，可服3～5次。补益气血，兼清余毒，主治乳腺炎破溃期。

专家提示 鸽肉补益气血，托毒外出。绿豆，又称青小豆，味甘性凉，有解毒功能。治疗期间忌服食辛热煎炸，膏粱厚味食物，以防脏腑积热，不利病症。

岗梅根煲鸭蛋

【原料配方】岗梅根50克，青皮鸭蛋1个。

【制作方法】将岗梅根与青皮鸭蛋同放入锅，加水2碗煮至蛋熟后，蛋去壳再煮15分钟，去岗梅根，饮汤食蛋。

【食疗功效】每日1次，连服3～5日。清热解毒，活络消肿。适用于乳腺炎早朗。

专家提示 岗梅根，为冬青科植物梅叶冬青的根，味苦、甘，性寒。有清热解毒，活血生津功能。鸭蛋，性味甘，性凉，归心、肺、脾经。具有滋阴，清肺，除热功能。

黄芪炖乳鸽

【原料配方】黄芪30克，枸杞子15克，乳鸽1只。

【制作方法】将乳鸽宰好，去内脏，洗净，与黄芪、枸杞子一同放炖盅内，加水适量，隔水炖熟，饮汤食肉。

【食疗功效】2～3日1次，连服3～5次。补益气血，兼清余热，适用于乳腺炎破溃期。

专家提示

黄芪味甘，性微温，归肝、脾、肺、肾经。具有补气温阳的作用。乳鸽性味咸，性平，滋肾益阴、补虚弱。二者合一，形成互补，相得益彰。对于久病气虚、全身无力，虚弱盗汗、中气不足，具有良好的补益功效。

海带生菜煲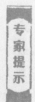

【原料配方】鲜海带 100克，生菜100克，调味品适量。

【制作方法】鲜海带（水发海带亦可）洗净切丝，生菜洗净切粗条备用。砂锅内注入清汤，放入海带丝、生菜、食盐、葱姜末、酱油煮熟，下味精调匀即可。

专家提示

海带性味咸，性寒，归肝、肾经。有软坚化痰、清热利水的功效。生菜味苦，性寒，可治热毒、疮肿、口渴。

【食疗功效】每日食1次，可连食数日。清热、活血散结。适于乳腺增生患者。

海带砂锅豆腐

【原料配方】鲜海带100克，豆腐50克，葱姜末各5克，调味料适量。

【制作方法】海带洗净切丝，豆腐切成小长条，放入砂锅内倒入清汤待用。砂锅上火，加葱姜末、食盐、酱油煮熟。将味精下锅，调匀即可。可作辅助食疗品。

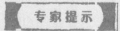

专家提示

豆腐味甘，性凉，归脾、胃、大肠经。具有益气和中、生津润燥、清热解毒的功效。

【食疗功效】每日早晚各食1次，食量可根据个人食量而定。清热、活血散结。适于乳腺增生患者。

芹菜海带

【原料配方】芹菜100克，鲜海带100克，葱丝10克，调味料适量。

【制作方法】芹菜去根、叶洗净，切成斜刀片，海带洗净切成丝，然后分别入沸水锅中焯熟，捞入盘中待用。取一碗放入食盐、葱丝、酱油、味精、香油调匀，浇在海带丝上，食时拌匀即可。

> **专家提示**
>
> 芹菜性味甘、苦、微寒，具有清热利湿，平肝凉血之功，且有较好的降压作用。海带性味咸，寒。入肝、肾经，有软坚化痰、清热利水的功效。

【食疗功效】每日食1～2次，连食数日。平肝解郁，清热，活血散结，较适宜乳腺增生患者作辅助食疗品。

雪菜黄豆煲

【原料配方】雪菜100克，黄豆50克，葱姜末各5克，调味料适量。

【制作方法】雪菜洗净切成小段，黄豆用温开水泡发后，一同放入砂煲中，注入清汤，加入葱姜末、食盐、米醋待用。砂煲上火，炖至汤沸菜熟，下味精调匀即可。

> **专家提示**
>
> 雪菜又叫雪里蕻，性味甘、辛，性温，归肝、胃、肾经。具有解毒消肿，开胃消食，温中利气的作用。黄豆味甘，性平，归入脾、大肠经。有健脾宽中，润燥利水，活血解毒等作用。

【食疗功效】每日食1次，按食量而定。消肿散结，乳腺增生的辅助食疗。

红枣炖兔肉

【原料配方】红枣60克，兔肉250克，葱花、姜末、盐、味精、五香粉、麻油各适量。

【制作方法】将红枣洗净，放入碗中，备用。将兔肉洗净，入沸水锅中焯透，捞出，清水过凉后切成小方块，与红枣同放入砂锅，加水

> **专家提示**
>
> 红枣味甘，性温，功能养血补脾、补中益气，是缓和滋养药。兔肉味甘，性凉。具有补中益气，凉血，解热毒功效。兔肉不宜常服，久食损元气，弱阳事，不可与姜共食。

适量，大火煮沸，烹入料酒，改用小火煨炖40分钟，待兔肉煮烂如酥，加入葱花、姜末、盐、味精、五香粉，拌匀，再煨煮至沸，淋入麻油即成。佐餐当菜，随意服食，吃兔肉，饮汤汁，嚼食红枣，当日吃完。

【食疗功效】此品双补气血，恢复体力，适用于乳腺癌术后气血两虚、神疲乏力、精神不振等症。

▲ 二参炖乌骨鸡 ▲

【原料配方】西洋参3克，太子参20克，乌骨鸡1只，葱姜少许，调料适量。

【制作方法】先将西洋参、太子参分别拣杂，洗净，晒干或烘干，西洋参研成极细末，太子参切成饮片，备用。将乌骨鸡宰杀，去毛及内脏，洗净，入沸水锅焯透，捞出，用清水过凉，转入煨炖的砂锅，加足量清水（以浸没乌骨鸡为

专家提示

西洋参性味甘、微苦，性寒，善于补气养阴、清火生津，虚而有火者宜之。太子参性味甘、微苦，性平，擅长补气生津、补益脾肺而为历代医家所重用，功似人参、党参，而药力稍逊于党参。二参配伍同用，共煲乌骨鸡，可发挥补益滋养功效，增强机体的免疫功能，改善机体代谢运转能力，尤其可有助于血象提升并维持在正常状态。坚持服食，可获得较好的效果。

度）大火煮沸，烹入料酒，加入太子参饮片，改用小火煨炖1小时，待乌骨鸡肉熟烂如酥，加精盐、味精、五香粉，并放入适量葱花、姜末，拌和均匀，再煨煮至沸，调入西洋参细末，搅匀，淋入麻油即成。

【食疗功效】佐餐当菜，随意服食，吃乌骨鸡，饮汤汁，嚼食太子参，当日吃完。补气生津，提高血象。本食疗方适用于乳腺癌患者放疗、化疗后身体虚弱、头昏乏力、血象下降等症。

▲ 枸杞茉莉鸡 ▲

【原料配方】枸杞子15克，茉莉花6克（干品），乌骨鸡1只（约500克），食盐少许。

【制作方法】鸡宰后去毛及肠脏，茉莉花用纱布包好，置鸡腹中，缝住切口，然后把鸡

专家提示

枸杞子为滋肾养肝、补血壮阳要药，茉莉花有理气开郁、辟秽和中、消疽瘤的功效，乌鸡入肝、肾经，养肝补虚劳。

及枸杞放入锅内加水炖至烂熟，去掉茉莉花，调入少许盐即成。

【食疗功效】滋养肝肾、理气开郁。本药膳适用于晚期乳腺癌体质虚弱，烦闷、疼痛者。

▲ 果汁蛋奶 ▲

【原料配方】未成熟无花果50克，橙汁50毫升，柠檬汁15毫升，新鲜牛奶200毫升，蜂蜜20毫升。

【制作方法】先将未成熟无花果（即采摘个头适中的青皮无花果）用水洗净，连皮、柄一起切片，放入锅内，加水适量，小火熬煮40分钟，至果肉、皮、柄等熟烂呈糊状，纱布过滤浓汁。将过滤的残渣再入锅，加水适量

> **专家提示**
>
> 无花果，性味甘平，无毒，功能散瘀消肿、清热解毒。现代科学研究证实，无花果还具有抗癌作用。橙汁、柠檬汁、牛奶具有益气补虚、补充营养作用，与无花果浓汁共调制成本食疗方，尤其适合于中老年乳腺癌患者术后调养，并对术后神疲乏力、体质虚弱等症有较明显的滋补调养功效，从而起到防癌抑癌、促进康复的作用。

继续熬煮30分钟，用纱布再过滤浓汁，合并2次浓汁，待用。将新鲜牛奶放入锅中，小火煨煮至沸，兑入无花果浓汁，拌匀，再煨煮至沸，离火，调入橙汁、柠檬汁及蜂蜜，拌和均匀，即成。

【食疗功效】早晚2次分服。益气补虚，补充营养。本食疗方适用于乳腺癌术后神疲乏力、体质虚弱等症。

▲ 腊味萝卜糕 ▲

【原料配方】粘米粉250克，萝卜1500克，腊肉100克，虾米30克，白糖50克，生油2汤匙，生酱油2茶匙，芫荽30克，胡萝卜1个。

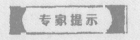
专家提示

本膳特点是用萝卜以理气，并发挥萝卜中吲哚物质的抗癌作用。

【制作方法】虾米与腊肉、萝卜倒下烧热之锅中，加油与清水同煮，煮至萝卜完全变色时，加入炒熟虾米及腊肉，再加调料拌匀，连汁水盛起装于盆内，粘米粉撒于盆中混合，倒入已涂油的盆内，隔水猛火蒸1小时，用筷子插入糕，如无粉黏着即可。

【食疗功效】适量食用。适用于肝郁气滞型乳腺癌。

蟹壳粉

【原料配方】生螃蟹壳250克。

【制作方法】先将生螃蟹壳洗净，烘干，焙黄后研成细末，瓶装，防潮，备用。每日2次，每次6克，温开水冲服。

【食疗功效】具有软坚散结、防癌抗癌作用，尤适用于乳腺癌未溃者。

专家提示

螃蟹味咸，性寒，清热散结、益气养筋。蟹壳清热解毒、破瘀消积的功效更为显著。近年来，有人发现蟹壳有抗癌作用，本食疗方可辅助控制乳腺癌病情发展、减轻临床症状、促进机体防癌抗癌的作用。

木瓜煲带鱼

【原料配方】生木瓜250克，鲜带鱼200克。

【制作方法】先将生木瓜去皮洗净，切成片，备用。将带鱼拣杂，去鳃及内脏，洗净（勿将带鱼表层银白色油脂洗去），切成3.5厘米宽的段，待用。烧锅置火上，加植物油烧至六成热，投入葱花、姜末煸炒炝锅，出香后即投入带鱼段，煸炸时适时翻动，烹入料酒，加清汤或清水适量，大火煮沸，放入木瓜片，改用小火同煲至带鱼肉、木瓜片熟烂，加精盐、味精，拌匀，淋入少许麻油即成。

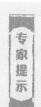

专家提示

木瓜味甘，性平。健胃、助消化、通乳。带鱼味甘，性温。养肝补血、和中开胃、泽肤、消瘿瘤。带鱼体表那层银白色的油脂中，含有一种抗癌成分6-硫代鸟嘌呤，它能有效地治疗乳腺癌、急性白血病、胃癌等症。

【食疗功效】佐餐当菜，随意服食，吃带鱼肉，嚼食木瓜片，饮汤汁。舒筋通络，防癌抗癌。

山药龙眼炖甲鱼

【原料配方】山药200克，龙眼肉25克，甲鱼1只（约重500克）。

【制作方法】先将甲鱼放入沸水锅中烫死，剁去头、爪，揭去甲鱼壳盖，抽去气管、内脏，洗净，切成1厘米见方的小块，备用。将山药放入清水中洗净，刨去薄层外表皮，剖开，切成薄片，与洗净的龙眼肉、甲鱼小方块一同放入炖盅内，加鸡汤（或鲜汤）适量，并加料酒、葱花、姜末，上笼，用大火炖至甲鱼肉熟烂如酥，取下，加精盐、味精、五香粉及麻油各适量，拌匀即成。

【专家提示】山药性味甘，性平，可以补脾胃、益肺肾，临床用于术后体质虚弱、精神不振等症有明显的滋补治疗效果。龙眼肉可补益心脾、养血安神，对心脾两虚、气血不足之证，有显著效果，甲鱼为传统滋阴之妙品，既能滋阴凉血，又能养阴生津。以上三味配伍烹制成食疗佳肴，具有较强的健脾益气、养阴生津功效。

【食疗功效】佐餐当菜，随意食用，吃甲鱼肉，饮汤汁，嚼食山药、龙眼肉。健脾益气，养阴生津。本食疗方适用于乳腺癌术后气阴两虚、神疲乏力、精神不振。

广柑红果拼盘

【原料配方】广柑100克，红果50克，蜂蜜少许，纯净水适量。

【制作方法】广柑去皮、籽洗净、切成小块。红果去核洗净。将蜂蜜淋入小碗中，注入纯净水调成蜜汁待用。红果放盘中，广柑块围边，再淋上蜜汁，食时拌匀即可。

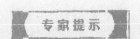

专家提示

红果活血祛瘀，广柑理气化淤。可经常食用。

【食疗功效】每日食1~2次，可连食数日。防治乳腺增生。

沙田柚鲜桃果盘

【原料配方】沙田柚100克，鲜桃50克，红樱桃10粒，白糖少许，纯净水适量。

【制作方法】沙田抽去皮、籽，切成小块，鲜桃去核、皮洗净切成块；红樱桃洗净；白糖放碗中，注入纯净水，用勺调成糖

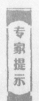

【专家提示】沙田柚性味甘寒。有宽中理气、化痰止咳、健胃消食、消肿止痛等功用。鲜桃性味甘酸微温，具有生津、润肠、活血、消积的功效。樱桃性味甘温、有益气、祛风湿作用。

汁；沙田柚放盘中，鲜桃放周边，红樱桃点缀，淋上糖水，食时拌匀即可。

　　【食疗功效】每日1次，连食数日。理气散结，活血消积。适宜乳腺增生者食用。

第四章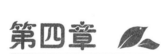

带下病食疗

带下病是妇女的常见病、多发病，所谓"十女九带"。健康女子在月经初潮后开始有较明显的带下分泌，其量不多，不致外渗，无色透明，黏而不稠，无特殊气味。每逢月经前、经间期和妊娠早期则稍有增加，绝经后减少。生理性带下对阴道和阴户起到濡润和充养的作用，并能抵抗外邪的入侵。

带下病是指带下量明显增多，色质、气味发生异常，伴有全身或局部症状。当外邪直中阴部，或侵袭胞宫、胞络，往往出现带下的异常。带下异常多见于某些妇科疾病，如慢性宫颈炎、滴虫性阴道炎、阴道或子宫的恶性肿瘤等。

一、带下病的病因是什么？

中医认为，带下病多因虚热或湿毒之邪侵入带脉，或劳伤脾胃、湿浊下注，或产育过多、房劳伤肾、阴虚火旺、带脉失固而致。

✿ 脾虚

平素脾气虚弱，或饮食失节，或劳累过度，损伤脾气，使运化功能失常，以致水谷之精微不能上输以生血，反聚为湿，湿浊下注，伤及任、带二脉而为带下病。

✿ 肾虚

平素肾气虚弱，或肾阴亏损，或因年老、久病、房劳、多产，引起肾功能失调，以致肾失闭藏，冲任不固，带脉失约，精液滑脱而下。

✿ 肝郁

妇女多思多郁，郁怒伤肝，肝气郁结，则肝失条达；或疏泄太过，致冲任失调，带脉失约，而成带下。

✿ 血瘀

由于行经和带下日久，血积成瘀，或手术创伤，以致气滞血瘀，瘀阻胞宫，影响冲任带脉气血的流通，而为带下。

✿ 湿毒

多由经行产后、手术创伤或因洗澡用具不洁或涉水淋雨，使湿毒内侵下注，湿热胶结，清浊混淆，阻滞冲任带脉的气血流通，而成带下。

二、带下病有哪些症状?

白带增多,色白或如米泔或如痰浊,色黄或黄绿如脓或色赤白相兼或杂色混浊。带质或清稀、或稠粘或无臭或腥臭或秽臭或腐败恶臭。常伴有小腹痛,腰骶痛,发热,阴道痒或坠痛等症。包括以下几种类型。

✿ 滴虫性阴道炎

患者白带量多,呈灰黄或灰绿色泡沫样,稀薄污浊,有腥臭,伴外阴瘙痒,或有灼热、疼痛、性交痛等。如尿道口有感染,可有尿频、尿痛等膀胱受刺激症状。检查时可见阴道黏膜有散在的红色斑点,后穹窿有多量液性泡沫状或脓性泡沫状的分泌物。镜检有滴虫。

✿ 霉菌性阴道炎

患者白带呈乳白色豆腐渣样,外阴奇痒、灼痛,甚至坐立不安,影响工作和休息,还可有尿频、尿痛及性交痛。检查时可发现小阴唇内侧及阴道黏膜附近有白色膜状物,擦去膜状物见黏膜红肿,急性期可见表浅溃疡。镜检有白色念珠菌丝孢子。

✿ 老年性阴道炎

多见于绝经后妇女,白带呈黄水样,严重者可有血样脓性白带,伴外阴、阴道灼痛。检查时见阴道黏膜萎缩、变薄,黏膜充血,有散在小出血点,有时可有小溃疡。慢性炎症长期不愈,可发生阴道黏连,严重者也可闭锁,因分泌物引流不畅,可形成阴道或宫腔积脓。

✿ 化脓性阴道炎

患者白带呈脓性、量多,阴道充血,有灼痛。常见于产后、流产后、肿瘤坏死、盆腔炎和异物感染等。镜检有大量脓球和一般化脓菌,而无霉菌、滴虫等特殊病原体。

✿ 宫颈糜烂

患者有脓性白带,色黄量多,伴小腹部下坠感。

✿ 盆腔炎

急性盆腔炎患者白带呈脓性,伴发热、下腹痛;慢性盆腔炎白带呈黄色或白色,质稠。

✿ 子宫颈癌

患者早期仅有多量水样白带,有时带血丝。晚期子宫颈癌有恶臭、米汤样白带,或脓性白带。

❀ 卵巢癌

患者呈水样白带。

三、带下病营养治疗的原则是什么？

❀ 健脾益气渗湿

患者宜食芡实、莲须、党参、白术、茯苓、怀山药、米仁、车前子、椿根皮、白鸡冠花、银杏。寒湿加炮姜、厚朴、苍术；湿热加黄柏、滑石、甘草、苍术；痰湿加制半夏、贝母、南星、陈皮。

❀ 滋肾固任束带

患者宜食熟地、萸肉、怀山药、茯苓、金樱子、菟丝子、补骨脂、乌贼骨、煅龙牡、五味子、石莲肉。肾阳虚者，酌加巴戟肉、熟附块、干姜、肉桂、鹿角、苁蓉；肾阴虚者，加知母、黄柏、生地、龟甲；五心烦热加白薇、青蒿梗、地骨皮；带稀滑脱者，加赤石脂、五倍子。

❀ 清热凉血滋阴

患者宜食生地、丹皮、地榆、侧柏叶、茅根、炒荆芥、阿胶、茜根、旱莲草、知母、炒川柏。

❀ 疏肝泄热利湿

患者宜食柴胡、黄芩、焦山栀、黄柏、川草薢、甘草梢、苦参、滑石、椿根皮、车前子、米仁、泽泻。气滞加制香附、川郁金；脾虚加白术、茯苓、山药；火盛伤阴加生地、白芍、麦冬。

❀ 清热利湿解毒

患者宜食龙胆草、蒲公英、地丁草、败酱草、土茯苓、马齿苋、银花、连翘、黄柏、焦山栀、制大黄、甘草梢。

四、带下病宜用和忌用的食物有哪些？

（一）带下病患者宜用食物

（1）宜进食清淡、易于消化且有营养的食物。

（2）带下清稀不断者，宜多食补益脾肾的食物，如莲子、山药、豆浆、核桃肉、白果、胡萝卜、鸡蛋、牛奶、动物肝脏等。

（3）带下色黄腥臭者，需多饮汤水、多食水果，还要多吃一些冬瓜、黄豆芽、薏米、绿豆、豆制品、河鱼、赤小豆、鸭子、苋菜等。

（二）带下病患者忌用食物

（1）忌食甜腻厚味、生冷瓜果或化生痰湿之品。

（2）忌食葱、姜、蒜、辣椒等辛辣、温热、刺激性食物。

（3）禁烟戒酒，忌暴饮暴食。

五、带下病患者的药膳调治

扁豆白糖饮

【原料配方】白扁豆60克，白糖30克。

【制作方法】将白扁豆洗净放入砂锅加水适量，用大火煮沸，改小火慢炖成至白扁豆熟烂，调入白糖，拌匀即成。服法上下午分服。

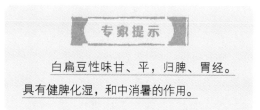

专家提示

白扁豆性味甘、平，归脾、胃经。具有健脾化湿，和中消暑的作用。

【食疗功效】健脾益气止带。调治带下病，属脾虚型，症见带下色白，质稀，无臭味，纳食不佳。

二至蜜饮

【原料配方】鲜旱莲草30克，女贞子10克，藿香5克，蜂蜜20克。

【制作方法】夏季旱莲草枝叶繁茂时，割取其地上部分，用清水洗净，放入温开水中浸泡片刻，捞出后捣烂取汁，备用。女贞子、藿香洗净浸泡15分钟后，用大火煮沸，再用小火煎煮30分钟，用纱布过滤，取汁放入大碗中，兑入旱莲草汁，再加入蜂蜜，搅拌均匀后即可服用。

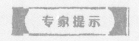

专家提示

旱莲草味甘、酸，性寒，具有滋补肝肾，凉血止血之功效。脾肾虚寒者忌服。

【食疗功效】上下午分服。清热养阴祛湿。适用于带下病，属阴虚夹湿证型。带下色黄或赤白相兼者。

▲ 生地黄芩蜜饮 ▲

【原料配方】生地黄20克，黄芩10克，蜂蜜20克。

【制作方法】生地黄、黄芩洗净并晾干，切片，同入砂锅。加水适量浸泡15分钟后，用大火煮沸，再用小火煎煮30分钟。用纱布过滤，取汁放入大碗中。待其温热时，加入蜂蜜，搅拌均匀即可。

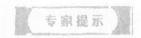

专家提示

生地黄味甘、苦，性寒，归心、肝、肾经。脾胃有湿邪及阳虚者忌服。

【食疗功效】上下午分服。清热养阴祛湿。调治带下病，属湿热下注证型。带下色黄或赤白相兼，质稠或有臭味，口苦咽干。

▲ 银花黄芩蜜饮 ▲

【原料配方】金银花20克，黄芩10克，蜂蜜20克。

【制作方法】将金银花、黄芩洗净晾干，切片，同入砂锅。加水适量浸泡15分钟后，用大火煮沸，再用小火煎煮30分钟。用纱布过滤，取汁放入大碗中。待其温热时，加入蜂蜜，搅拌均匀即可。

专家提示

金银花味甘、微苦、清香、辛，性寒，归肺、胃、心、大肠经。黄芩味苦，性寒，归肺、胆、脾、胃、大肠、小肠经。本品苦寒伤胃，脾胃虚寒者不宜使用。

【食疗功效】上下午分服。清热养阴祛湿。调治带下病，属湿热下注证型。带下色黄或赤白相兼，质稠或有臭味，伴有阴部瘙痒。

▲ 四 子 酒 ▲

【原料配方】菟丝子30克，覆盆子30克，五味子20克，金樱子30克，低度白酒500毫升。

【制作方法】将菟丝子、覆盆子、五味子、金樱子打成粉，装入纱布袋。将布袋浸泡于低度白酒中，15天后即可服用。

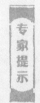

专家提示

菟丝子味辛、甘，性平。覆盆子味甘，性平。五味子味酸、甘，性温。金樱子味酸、甘、涩，性平。本品阴虚火旺、阳强不痿及大便燥结者禁服。

【食疗功效】每晚饮酒20毫升。补肾止带，调治带下病，属肾虚型。症见带下色白清冷，稀薄如水，淋漓不止，腰酸。

杜仲枸杞酒

【原料配方】杜仲20克，枸杞子50克，低度白酒500毫升。

【制作方法】将杜仲打粉，同枸杞子一同装入纱布袋。将布袋浸泡于低度白酒中，15天后即可服用。

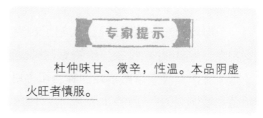

专家提示

杜仲味甘、微辛，性温。本品阴虚火旺者慎服。

【食疗功效】每晚饮酒20毫升。补肾止带。调治带下病，属肾虚型。带下赤白，质稍黏无臭，头昏目眩，腰痛如折。

肉苁蓉枸杞酒

【原料配方】肉苁蓉20克，枸杞子50克，低度白酒500毫升。

【制作方法】将肉苁蓉打粉，同枸杞子一同装入纱布袋。将布袋浸泡于低度白酒中，每晚摇荡1次。15天后取出药袋，即可服用。

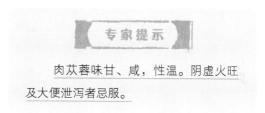

专家提示

肉苁蓉味甘、咸，性温。阴虚火旺及大便泄泻者忌服。

【食疗功效】每晚饮酒20毫升。补肾止带。调治带下病，属肾虚型。症见带下赤白，质稍黏无臭，头昏目眩，腰膝酸软，筋骨无力。

淮山药猪肉汤

【原料配方】猪肉300克，新鲜淮山药30克，姜末、味精、糖、盐、麻油各适量。

【制作方法】猪肉洗净，切成小块。新鲜淮山药洗净，与猪肉一起入砂锅。加水适量，用大火煮沸，改小火煲3小时至肉烂。

专家提示

淮山药味甘，性平，归脾、肺、肾经。有补脾养胃，生津益肺，补肾涩精的功效。山药皮中所含的皂角素或黏液里含的植物碱，少数人接触会引起山药过敏而发痒，处理山药时应避免直接接触。

放入姜末、味精、糖、盐、麻油等调味后食用。

【食疗功效】每剂分2次服完，隔1天服1剂。补脾益肾。调治带下病，属脾虚型。症见带下色白，量多，质稀，面色少华，爪甲不荣。

🔺 枸杞猪腰汤 🔺

【原料配方】猪腰2只，枸杞子15克，芡实20克，生姜4片，精盐、味精等调料适量。

【制作方法】取鲜猪腰剖开，切去白膜，用清水反复冲洗，用沸水去尿味，切块。将全部用料放入清水煲内。大火煲滚后，改小火煲2小时，汤成即可。

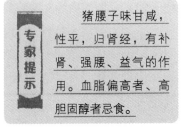

专家提示

猪腰子味甘咸，性平，归肾经，有补肾、强腰、益气的作用。血脂偏高者、高胆固醇者忌食。

【食疗功效】隔日1次，连服1月。补肾止带。调治带下病，属肾虚型。带下赤白，质稍黏，无臭。头昏目眩，五心烦热，失眠多梦。

🔺 山药猪腰汤 🔺

【原料配方】猪腰1个，新鲜山药100克，生姜4片，精盐，味精等调料适量。

【制作方法】取鲜猪腰剖开，切去白膜，用清水反复冲洗，用沸水去膻尿味，切块。山药洗净后切成小块。将全部用料放入清水煲内。大火煲滚后，改小火煲2小时，汤成即可。

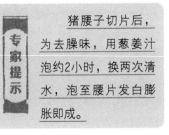

专家提示

猪腰子切片后，为去膻味，用葱姜汁泡约2小时，换两次清水，泡至腰片发白膨胀即成。

【食疗功效】隔日1次，连服1月。补肾止带。调治带下病，属肾虚型。症见带下赤白，质稍黏无臭，纳食不香。

🔺 肉苁蓉猪腰汤 🔺

【原料配方】猪腰2个，肉苁蓉15克，生姜4片，精盐，味精等调料适量。

【制作方法】取鲜猪腰剖开，切去白膜，用清水反复冲洗，用沸水去膻尿味，切块。肉苁蓉洗净后，装入纱布袋，用线系紧。将全部用料放入清水，大火煲滚后，改小火煲2小

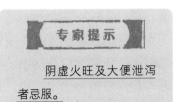

专家提示

阴虚火旺及大便泄泻者忌服。

时，汤成即可。

【食疗功效】隔日1次，连服1月。补肾止带。调治带下病，属肾虚型。适用于带下赤白，质稍黏无臭，伴见畏寒肢冷，便秘。

枸杞乌贼汤

【原料配方】枸杞子25克，乌贼鱼1只（约300克），精盐、料酒、味精、胡椒、姜等调料适量。

【制作方法】将乌贼鱼用冷水洗净，剁成块，放入锅中。把洗净的枸杞同入锅中，加水适量，用大火煮沸，改小火慢炖90分钟。放入精盐、料酒、味精、胡椒、姜等调料，再炖20分钟即可。

> **专家提示**
>
> 乌贼味咸、性平，归肝、肾经，具有养血、通经、催乳、补脾、益肾、滋阴、调经、止带之功效。脾胃虚寒的人应少吃；高血脂、高胆固醇血症、动脉硬化等心血管病及肝病患者应慎食；乌贼鱼肉属动风发物，故有病之人酌情忌食。

【食疗功效】当菜佐餐。调治带下病，属阴虚夹湿证型。带下色赤白相兼，头晕眼花，失眠多梦者。

枸杞炖鸭汤

【原料配方】鸭1只，枸杞子20克，大枣10枚，味精、食盐、料酒等调料适量。

【制作方法】将鸭活杀去毛及内脏，洗净，切块。把枸杞子、大枣洗净，和鸭一同放入砂锅内。先用大火煮沸，改用

>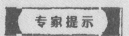
> **专家提示**
>
> 枸杞子味甘，性平，归肝、肾、肺经，具有养肝、滋肾、润肺之功效。外邪实热，脾虚有湿及泄泻者忌服。

小火煮3小时左右，至鸭肉酥烂时，加入适量味精、食盐、料酒，再煮数分钟即可。

【食疗功效】每日1剂，分2次服完，连服3剂。滋阴清热。调治带下病，属阴虚夹湿证型。症见带下色赤白相兼，质稠或有臭味。颧赤唇红，五心烦热。

▲ 茯苓炖鸭汤 ▲

【原料配方】鸭1只，茯苓20克，大枣10枚，味精、食盐、料酒等调料适量。

【制作方法】将鸭活杀去毛及内脏，洗净，切块。把洗净的茯苓用纱布包好，大枣洗净，和鸭一同放砂锅内。先用大火煮沸，改用小火煮3小时左右。至肉酥烂时，加入适量味精、食盐、料酒，再煮数分钟即可。

> **专家提示**
>
> 茯苓味甘、淡，性平。肾虚多尿、虚寒滑精、气虚下陷、津伤口干者慎服。

【食疗功效】每日1剂，分2次服完，连服3剂。滋阴清热。调治带下病，属阴虚夹湿证型。症见带下色赤白相兼，质稠或有臭味，纳食不佳，夜寐不安。

▲ 苦瓜鸡蛋汤 ▲

【原料配方】苦瓜150克，鸡蛋2只，姜末、葱段、盐、味精、植物油适量。

【制作方法】将苦瓜洗净后，切成丝。鸡蛋打成蛋花，备用。锅中倒入1000毫升的清水，煮沸。先放人苦瓜丝，再慢慢倒入鸡蛋花煮5分钟。加入姜末、葱段、盐、味精、植物油等调味，再用小火煮沸即成。

> **专家提示**
>
> 苦瓜味苦，性寒。脾胃虚寒者不宜食用。另外，苦瓜含奎宁，会刺激子宫收缩，引起流产，孕妇要慎食苦瓜。

【食疗功效】当菜佐餐，随意食用。清热利湿止带。调治带下病，属湿热型。症见带下量多，色黄质黏，有臭味，伴口苦咽干。

▲ 冬瓜银花汤 ▲

【原料配方】冬瓜250克，金银花20克，姜末、葱段、盐、味精、植物油适量。

【制作方法】将苦瓜洗净后，切成丝，备用。锅中倒入1000毫升的清水，煮沸，把冬瓜、金银花一同倒入沸水中，煮5分钟。加入姜末、葱段、盐、味

> **专家提示**
>
> 冬瓜味甘淡，性凉。金银花味甘、微苦、清香、辛，性寒，归肺、胃、心、大肠经。本品苦寒伤胃，脾胃虚寒者不宜使用。

精、植物油等调味即成。

【食疗功效】当菜佐餐，随意食用。清热利湿止带。调治带下病，属湿热型。症见带下量多，色黄质黏，有臭味，伴尿短赤者。

藿香炖鸭汤

【原料配方】鸭1只，藿香20克，大枣10枚，味精、食盐、料酒等调料适量。

【制作方法】将鸭活杀去毛及内脏，洗净，切块。把藿香洗净布包，大枣洗净，和鸭一同放砂锅内。先用大火煮沸，改用小火煮3小时左右。至肉酥烂时，加入适量味精、食盐、料酒。再煮数分钟即可。

专家提示

藿香味辛，性微温，归肺、脾、胃经。对藿香过敏者慎用。

【食疗功效】每日1剂，分2次服完，连服3剂。滋阴清热。调治带下病，属阴虚夹湿证型。症见带下色赤白相兼，质稠或有臭味，纳食不香。

金樱白果汤

【原料配方】金樱子30克，白果10粒，白糖适量。

【制作方法】将金樱子、白果洗净，同入砂锅。加水适量，煎煮40分钟。放入适量的白糖即可。

专家提示

白果味甘、苦、涩，性平，小毒，不可食用过多。

【食疗功效】每日2次，1天1剂。补肾收敛，固涩止带。调治带下病，属肾虚型。症见带下量多，质稀无臭。头昏目眩，腰酸。

萆薢银花粥

【原料配方】萆薢、银花各30克，绿豆30~60克，粳米100克，白糖适量。

【制作方法】先将前两味药洗净，水煎取汁，药汁和绿豆、粳米共煮成粥。加白糖适量调味。

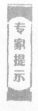

萆薢味苦，性平，归肝、胃、膀胱经。利湿去浊，祛风除痹，用于膏淋，白浊，白带过多，风湿痹痛，关节不利，腰膝疼痛。

【食疗功效】每日1次，温热服食。

清热解毒，除湿止带，适用于湿热型带下病。

白果莲肉粥

【原料配方】白果6克，莲肉15克，江米50克，乌骨鸡1只。

【制作方法】先将乌鸡去毛及内脏，白果、莲肉研末，纳入鸡膛内，再入米、水，慢火煮熟，加调味品即成。

【食疗功效】日服2次，食肉饮粥。补肝肾，止带浊。适用于下元虚惫，赤白带下。

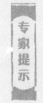

专家提示

白果味苦涩，性平，具有收敛固涩作用。多食白果可引起中毒，出现头痛、发热、抽筋、烦躁不安、呕吐、呼吸困难等现象。

山药扁豆粳米粥

【原料配方】淮山药50克，扁豆30克，粳米100克，白糖适量。

【制作方法】将山药、扁豆洗净，放入砂锅，加水适量，浸泡20分钟。用大火煮沸，改小火慢炖30分钟。加入淘洗干净的粳米，用小火煮至米烂粥成。放入适量白糖，调匀即可。

【食疗功效】早晚分服。补脾止带。调治带下病，属脾虚型。带下色白，质稀，无臭味。纳食不佳。

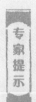

专家提示

扁豆味甘，性温，归脾、胃经。扁豆含有蛋白质、碳水化合物，还含有毒蛋白、凝集素以及能引发溶血症的皂素。所以加热时一定要注意，扁豆一定要煮熟以后才能食用。

易黄粥

【原料配方】鲜山药100克，芡实、车前子、黄柏、白果仁各10克，粳米100克，红糖适量。

【制作方法】先将山药、黄柏、芡实、车前子煎煮，去渣取汁，加入粳米、白果仁煮成粥，调入红糖即成。

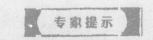

也可用干山药（30克）代替鲜山药。

【食疗功效】每日2次，空腹热服。健脾固冲，清热利湿。适用于带下色黄，其气腥秽。

石榴皮粥

【原料配方】石榴皮30克，粳米100克，白糖适量。

【制作方法】先将石榴皮洗净，放入砂锅，加水适量煎煮，取汁去渣，再入粳米煮粥，待粥将熟时，加入白糖稍煮即可。

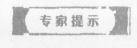
专家提示

发热期间及小便淋涩，湿热带下者均不宜用。

【食疗功效】每日1～2次，3～5日为1个疗程。温肾止带，适用于脾肾虚弱，带下绵绵，腰酸腹痛。

金樱子米粥

【原料配方】金樱子10～15克，粳米或糯米50～100克。

【制作方法】先煎金樱子，取汁去渣，同粳米或糯米煮粥。

专家提示

感冒期间及发热病人不宜食用。

【食疗功效】每日2次，温服，2～3日为1个疗程。收涩固精，止带止泻，适用于男子滑精，遗精，妇人带下，子宫脱垂及遗尿，脾虚久泻。

山药乌鸡膏粥

【原料配方】山药、乌鸡膏各30克，粳米100克，葱、姜、盐适量。

【制作方法】将山药与粳米加水煮粥，粥熟后加入乌鸡膏（油）、葱、姜、盐，待沸，即可食用。

专家提示

乌鸡膏即乌鸡的脂肪油。味甘，性平，质润，养阴退热，润燥生津。

【食疗功效】空腹温热服。补肾养阴，退热，止带。适用于脾肾虚弱，赤白带下，遗精白浊。

党参粳米粥

【原料配方】党参20克，粳米100克，白糖适量。

【制作方法】将党参洗净，放入砂锅，加水适量浸泡20分钟。用大火煮沸，改小火慢炖30分钟。加入淘洗干净的粳米，用小火煮至米烂粥成。放入适量白糖，调匀即可。

【食疗功效】早晚分服。补脾止带。调治带下病，属脾虚型。带下色白，质稀，无臭味，面色无华。

> **专家提示**
>
> 党参味甘、微酸，性平，归脾、肺经。党参为补气健脾之要药，所含皂苷、菊糖、微量生物碱、淀粉等对人体多脏器有不同程度的强壮作用，能提高人体的适应性。

▲ 莲子粳米粥 ▲

【原料配方】莲子50克，粳米100克，白糖适量。

【制作方法】将莲子洗净，放入砂锅，加水适量浸泡20分钟。用大火煮沸，改小火慢炖30分钟。加入淘洗干净的粳米，用小火煮至米烂粥成。放入适量白糖，调匀即可。

> **专家提示**
>
> 莲子味甘，性平，归脾、肾、心经。中满痞胀及大便燥结者，忌服。

【食疗功效】早晚分服。补脾止带。调治带下病，属脾虚型。症见带下色白，质稀，无臭味，面色无华，神疲倦怠。

▲ 黄芪粳米粥 ▲

【原料配方】黄芪20克，粳米100克，白糖适量。

【制作方法】将黄芪洗净，切成片，冷水泡30分钟。放入砂锅煮沸，用小火煎成浓缩液，去渣取汁。如法煎取2次混合留用。将粳淘洗干净，加适量水，用中火煎煮45分钟。加入上述药汁，再煮分钟成粥。加入适量白糖，调匀即可食用。

【食疗功效】早晚分服。补脾止带。调治带下病，属脾虚型。带下色白，质稀，无臭味，两足浮，面色无华，神疲倦怠。

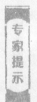

> **专家提示**
>
> 黄芪味甘，性微温，归肝、脾、肺、肾经。有益气固表、敛汗固脱、托疮生肌、利水消肿之功效。阴虚阳亢者禁服。

白术粳米粥

【原料配方】白术30克，大枣5枚，糯米100克。

【制作方法】将白术洗净，切成片，冷水泡30分钟。放入砂锅煮沸，用小火煎成浓缩液，去渣取汁。如法煎取2次混合留用。将粳淘洗干净，大枣洗净去核，加适量水入砂锅中，用中火煎煮45分钟。加入上述药汁，再煮30分钟成粥，加入适量红糖调匀即可用。

> **专家提示**
>
> 白术味苦、甘，性温，归脾、胃经。治脾胃气弱，不思饮食，倦怠少气，虚胀，泄泻，水肿，小便不利，头晕，自汗，胎气不安。阴虚内热、津液亏耗者慎服；内有实邪壅滞者禁服。

【食疗功效】早晚分服，隔日1次。健脾止带。调治带下病，属脾虚型。带下色白，质稀，无臭味，纳食佳。

茯苓薏苡粥

【原料配方】白茯苓粉20克，薏苡仁60克。

【制作方法】将薏苡仁洗净放入砂锅，加水适量，用大火煮沸。小火慢炖至薏苡仁熟烂，再加入白茯苓。煮至烂熟成粥。

> **专家提示**
>
> 茯苓味甘、淡，性平。薏苡仁味甘、淡，性凉。肾虚多尿、虚寒滑精、气虚下陷、津伤口干者慎服；孕妇慎服。

【食疗功效】早晚分服。补脾止带。调治带下病，属脾虚型。症见带下色白，质稀，无臭味，纳食不佳，两足浮肿。

红糖黑豆粥

【原料配方】黑豆50克，红糖适量。

【制作方法】将黑豆洗净，浸泡30分钟，入砂锅中。加水600毫升，用大火煮沸，改用小火煮90分钟左右。至黑豆烂熟时，用适量红糖调服。

> **专家提示**
>
> 黑豆营养丰富，含有蛋白质、脂肪、维生素、微量元素等多种营养成分，同时又具有多种生物活性物质，如黑豆色素、黑豆多糖和异黄酮等。本品过食不易消化。

【食疗功效】饮汤食豆，每日1次，15天为1个疗程。补肾健脾止带。调治带下病，属肾虚者。症见白带清冷，量多质稀，腰酸，小腹冷痛。

莲子黑豆粥

【原料配方】莲子肉20克，黑豆50克，红糖适量。

【制作方法】将黑豆、莲子肉洗净，浸泡30分钟。加水600毫升，用大火煮沸，改用小火煮90分钟左右。至黑豆烂熟时，用适量红糖调服。

专家提示

黑豆味甘，性微寒，能补肾益阴，健脾利湿，除热解毒，但过食不易消化。

【食疗功效】服法每日1次，7天为1个疗程。补肾健脾止带。调治带下病，属肾虚者。症见白带清冷，量多质稀，腰酸，心神不宁，夜寐欠安。

枸杞黑豆粥

【原料配方】枸杞子20克，黑豆50克，红糖适量。

【制作方法】将枸杞子、黑豆洗净，浸泡30分钟。加水600毫升，用大火煮沸，改用小火煮90分钟左右。至黑豆烂熟时，用适量红糖调服。

专家提示

本品过食不易消化。

【食疗功效】每日1次，15天为1个疗程。补肾健脾止带。调治带下病，属肾虚者。症见白带清冷，量多质稀，腰酸，头晕耳鸣。

大黄薏苡仁粥

【原料配方】生大黄5克，薏苡仁60克，白糖15克。

【制作方法】将大黄洗净，放入杯中，用开水冲泡，加盖焖10分钟。取汁与淘净的薏苡仁同入锅中。加水适量，用大火煮沸后，改小火煨煮至薏苡仁烂熟。加入白糖，搅拌均匀即可。

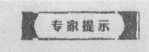

专家提示

大黄味苦，性寒，攻积导滞、泻下通便，用于胃肠实热积滞，大便秘结。

【食疗功效】上下午分服。清热利湿

止带。调治带下病，属湿热型。症见带下量多，色黄质黏，有臭味，伴胸闷心烦。

黄芩薏苡仁粥

【原料配方】黄芩10克，薏苡仁60克，白糖15克。

【制作方法】将黄芩洗净，放入砂锅中煎煮30分钟，去渣取汁，与淘净的薏苡仁同入锅中。加水适量，用大火煮沸后，改小火煨煮至薏苡仁烂熟。加入白糖，搅拌均匀即可。

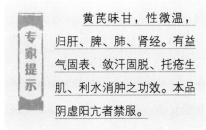

专家提示

黄芪味甘，性微温，归肝、脾、肺、肾经。有益气固表、敛汗固脱、托疮生肌、利水消肿之功效。本品阴虚阳亢者禁服。

【食疗功效】上下午分服。清热利湿止带。调治带下病，属湿热型。症见带下量多，色黄质黏，有臭味，伴口苦咽干。

薏苡枸杞粥

【原料配方】薏苡仁60克，枸杞子15克，冰糖15克。

【制作方法】将薏苡仁淘洗干净，与枸杞同入锅，加水适量，用大火煮沸，改用小火煎煮90分钟，调入冰糖即成。

专家提示

薏苡仁味甘、淡，性凉。脾胃过于虚寒，四肢怕冷较重者慎用。

【食疗功效】早晚分服。养阴祛湿。调治带下病，属阴虚夹湿证型。带下色赤白相兼，质稠或有臭味。

鱼胶糯米粥

【原料配方】鱼胶30克，糯米50克，麻油、精盐、味精各适量。

【制作方法】将鱼胶与淘洗干净的糯米同时入锅，加水500克，用大火烧沸后转用小火熬煮成稀粥，加入适量的麻油、精盐、味精等调味即成。

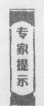

专家提示

鱼胶是用鱼类的鳞、皮、鳔制得的明胶。它的主要成分为高级胶原蛋白、多种维生素及钙、锌、铁、硒等多种微量元素。是人体补充、合成蛋白质的原料，且易于吸收和利用。

【食疗功效】补中益气，适用于妇女脾肾虚弱、腰酸、白带过多等。

▲ 金银花甘草绿豆羹 ▲

【原料配方】金银花30克，甘草5克，绿豆100克，糖适量。

【制作方法】将绿豆洗净晒干，磨粉，备用。金银花、甘草洗净后加水适量。大火煎煮20分钟，去渣取汁。把汁液再放入锅中，小火煮沸，慢慢倒入绿豆粉和糖，搅拌均匀成羹。

【食疗功效】夏季上下午分服。清热利湿止带。调治带下病，属湿热型。症见带下量多，色黄质黏，有臭味。伴口苦咽干，小便短赤。

专家提示 金银花味甘、微苦、清香、辛，性寒，归肺、胃、心、大肠经。甘草味甘，性平，归脾、胃、肺经。绿豆味甘，性寒，归心、胃经。本品苦寒伤胃，脾胃虚寒者不宜使用。

▲ 金银花甘草扁豆羹 ▲

【原料配方】金银花30克，甘草5克，扁豆100克，糖适量。

【制作方法】将扁豆洗净晒干，磨粉，备用。金银花、甘草洗净后加适量，大火煎煮20分钟，去渣取汁。把汁液再放入锅中，小火煮，慢慢倒入扁豆粉和糖，搅拌均匀成羹。

【食疗功效】夏季上下午分服。清热利湿止带。调治带下病属湿热型，症见带下量多，色黄质黏，有臭气伴脾虚食不香者。

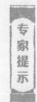

专家提示 金银花味甘、微苦、清香、辛，性寒，归肺、胃、心、大肠经。甘草味甘，性平，归脾、胃、肺经。脾胃虚寒者不宜使用。

▲ 枸杞叶炒鸡蛋 ▲

【原料配方】新鲜枸杞叶200克，鸡蛋2个。

【制作方法】新鲜枸杞叶洗净，鸡蛋去壳搅拌，花生油明火起锅，将枸杞叶与鸡蛋同炒熟。调味服食。

【食疗功效】补虚益肾，适用于女性白带过多（体虚者）。

专家提示 制作时也可将枸杞梗洗净，放入沸水中焯烫1～2分钟（沸水中加1勺盐与1勺食用油），捞出过凉水，用手稍稍挤压一下以去除苦汁。因内蕴湿热起的白带过多不宜用本方。

豇豆炖猪肚

【原料配方】豇豆50克，猪肚1只，味精、糖、盐、麻油各适量。

【制作方法】先将豇豆洗净，切段，备用。猪肚洗净切块，放砂锅内加水，用小火慢炖2小时左右。至猪肚快熟烂时放入豇豆。豇豆熟时，加适量味精、糖、盐、麻油调味后服食。

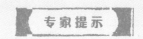

专家提示

豇豆味甘、性平，能健脾开胃、利尿除湿。猪肚味甘，性温，归脾、胃经。

【食疗功效】每剂分3次服完，隔1天服1剂。补脾止带。调治带下病，属脾肾亏虚型。症见带下色白，质稀，无臭味，面色无华。

莲子炖猪肚

【原料配方】莲子50克（干品15克），猪肚1只，味精、糖、盐、麻油各适量。

【制作方法】将猪肚洗净切块，同莲子一同放砂锅内，加水用小火慢炖2小时。至猪肚熟烂时，加适量味精、糖、盐、麻油调味后服食。

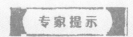

专家提示

猪肚即猪胃，应洗净滑腻污物后用。

【食疗功效】每剂分3次服完，隔1天服1剂。补脾止带。调治带下病，属脾虚型。症见带下色白，质稀，无臭味，纳食不，夜寐不安。

党参炖猪肚

【原料配方】党参20克，猪肚1只，味精、糖、盐、麻油各适量。

【制作方法】将猪肚洗净切块，党参洗净切段，同放砂锅内。加水小火慢炖2小时。至猪肚熟烂时，加适量味精、糖、盐、麻油调味服食。

专家提示

党参味甘，性平，归脾、肺经。实证、热证禁服；正虚邪实证，不宜单独应用。

【食疗功效】每剂分2次服完，隔1天服1剂。补脾止带。调治带下病，属脾虚型。症见带下色白，质稀，无臭味，面色无，气短懒言，少气乏力。

▲ 米酒姜汁煮蚌肉 ▲

【原料配方】蚌肉150克，米酒、姜汁各适量。

【制作方法】把蚌肉洗净，先用花生油适量下锅，待油煎香后再放入蚌肉，然后加入米酒，并加入姜汁及水适量，同煮。加食盐少许调味即可。

【食疗功效】饮汤食蚌肉。和血，除湿，滋阴。适用于妇女白带过多、月经量多等症。

> **专家提示**
>
> 蚌肉味甘、咸，性寒，归肝、肾二经。蚌肉须取自鲜活蚌，已死的蚌不宜用。

▲ 党参肉饼 ▲

【原料配方】猪瘦肉300克，党参20克，大枣3枚。

【制作方法】猪肉洗净，剁成肉泥，分成2份，做成圆形饼状。将洗的党参、大枣切碎，平铺于肉饼上。再把另一块肉饼盖在党参、大枣上。放入碗中，隔水蒸熟即可食用。

> **专家提示**
>
> 实证、热证禁服；正虚邪实证，不宜单独应用。

【食疗功效】每天服1次。补脾益气，调治带下病，属脾虚型。症见带下色白，量多，质稀，面色无华，身体虚弱。

▲ 黄芪肉饼 ▲

【原料配方】猪瘦肉300克，黄芪10克，大枣3枚。

【制作方法】猪肉洗净，剁成肉泥，分成2份，做成圆形饼状。将洗净的黄芪切成薄片，大枣研成枣泥。将枣泥平铺于肉饼上，上贴黄芪片，再把另一块肉饼盖在黄芪上。放入碗中，隔水蒸熟，去黄芪片即可食用。

> **专家提示**
>
> 黄芪味甘，性微温，归肝、脾、肺、肾经。阴虚阳亢者禁服。

【食疗功效】每天服1次。补脾益气，调治带下病，属脾虚型。症见带下色白，量多，质稀，面色无华，两足浮肿。

▲ 白果蒸鸡蛋 ▲

【原料配方】新鲜鸡蛋1只，白果2枚。

【制作方法】在鸡蛋的一端开一小孔，把白果去壳后塞入蛋内，用纸封小孔，放碟上隔水蒸熟。

【食疗功效】每日1次，连服7天。敛肺气，止带浊。调治带下病，属脾虚型。症见带下色淡黄，质黏无味，周身乏力，气短心慌。

专家提示

因白果含有一定量氰甙，孕期不宜吃白果，孕妇服后极易使胎儿神经受损。

▲ 枸杞炖甲鱼 ▲

【原料配方】枸杞子25克，甲鱼1只（约500克），精盐、料酒、味精、胡椒、姜等调料适量。

【制作方法】将甲鱼宰杀放血后，用热水烫一下，刮去甲鱼壳和裙边上面的黑衣，撬下甲鱼壳，取出内脏，剁成3厘米见方的块，用冷水洗净，放入锅中。把洗净的枸杞同入锅中，加水适量，把甲鱼壳盖在上面。用大火煮沸，改小火慢炖煎煮120分钟。放入精盐，料酒，味精，胡椒，姜等调料，再炖20分钟即可。

专家提示

甲鱼味咸，性微寒，归肝、肾经，具有滋阴清热，补虚养肾，补血补肝之功效。但不容易消化吸收，一次不宜吃得太多。

【食疗功效】当菜佐餐。滋阴清热。调治带下病，属阴虚夹湿证型。带下色赤白相兼，颧赤唇红，失眠多梦。

▲ 女贞子炖甲鱼 ▲

【原料配方】女贞子25克，甲鱼1只（约500克），精盐、料酒、味精、胡椒、姜等调料适量。

【制作方法】将甲鱼宰杀放血后，用热水烫一下，刮去甲鱼壳和裙边上面的黑衣，撬下甲鱼壳，取出内脏，剁成3

专家提示

女贞子味甘、苦，性凉，归肝、肾经。甲鱼味咸，微寒，归肝、肾经。脾胃虚寒及肾阳不足者禁服。

厘米见方的块，用冷水洗净，放入锅中。把洗净的女贞子同入锅中，加水适量，把甲鱼壳盖在上面。用大火煮沸，改小火慢炖煎煮120分钟。加精盐、料酒、味精、胡椒、姜等调料，再炖20分钟即可。

【食疗功效】当菜佐餐。滋阴清热。调治带下病，属阴虚夹湿证型。带下色赤白相兼，腰膝酸软，头晕耳鸣。

茯苓炖甲鱼

【原料配方】茯苓30克，甲鱼1只（约500克），精盐、料酒、味精、胡椒、姜等调料适量。

【制作方法】将甲鱼宰杀放血后，用热水烫一下，刮去甲鱼壳和裙边上面的黑衣，撬下甲鱼壳，取出内脏，剁成3厘米见方的块，用冷水洗净，放入锅中。把洗净的茯苓用纱布包好，同入锅中，加水适量，把甲鱼壳盖在上面。用大火煮沸，改小火慢炖煎煮120分钟。放入精盐、料酒、味精、胡椒、姜等调料，再炖几分钟即可。

> **专家提示**
>
> 甲鱼味咸，微寒，归肝、肾经。含蛋白质、脂肪、铁、钙、动物胶、角质白及多种维生素等。但是甲鱼含高蛋白质和脂肪，特别是它的边缘肉裙部分还含有动物胶质，不容易消化吸收，一次不宜吃得太多。

【食疗功效】当菜佐餐。滋阴清热，调治带下病，属阴虚夹湿证型。带下色赤白相兼，心神不宁者。

冬瓜子糖煎

【原料配方】冬瓜子仁50克，冰糖50克。

【制作方法】将冬瓜子仁捣成末，加冰糖、开水炖服。每日服2次，连服15天。

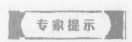

> **专家提示**
>
> 冬瓜子味甘，性平，润肺，化痰，消痈，利水。冰糖具有润肺、止咳、清痰、和去火的作用。

【食疗功效】清热除湿止带。调治带下病，属湿热型。带下量多，色黄质黏，有臭味，或带下色白质如豆腐渣，阴痒者。

清炒马齿苋

【原料配方】鲜马齿苋500克，葱花、蒜各10克，盐、味精、黄酒、麻油、植物油适量。

【制作方法】将鲜马齿苋洗净，切段。炒锅上大火，下植物油烧至七成热，放入葱花、蒜煸炒，加入黄酒。再放入马齿苋翻炒至刚断生，加入盐、味精、麻油炒匀即成。

专家提示

马齿苋味甘酸，性寒，归心、肝、脾、大肠经。具有散血消肿，利肠滑胎，解毒通淋之功效。

【食疗功效】当菜佐餐，随意食用。清热利湿止带。调治带下病，属湿热型。带下量多，色黄质黏，有臭味。

清炒水芹菜

【原料配方】鲜水芹菜500克，葱花、蒜各10克，盐、味精、黄酒、麻油、植物油适量。

【制作方法】将鲜水芹菜洗净，切段。炒锅上大火，下植物油烧至七成热，放入葱花、蒜煸炒，洒入黄酒。再入水芹菜翻炒至刚断生，加入盐、味精、麻油炒匀即成。

专家提示

水芹菜为甘、辛，性凉。具有清热利湿，平肝健胃之功效。

【食疗功效】当菜佐餐，随意食用。清热利湿止带。调治带下病，属湿热型。带下量多，色黄质黏，有臭味，口苦咽干者。

清炒苦瓜

【原料配方】苦瓜400克，葱花、蒜各10克，盐、味精、麻油、植物油适量。

【制作方法】将苦瓜洗净，切片。炒锅上大火，下植物油烧至七成热，放入葱花、蒜煸炒。再入苦瓜翻炒至断生，加入盐、味精、麻

专家提示

苦瓜味苦，性寒，归心、肝、脾、肺经。具有清热祛暑、明目解毒、降压降糖、利尿凉血、解劳清心、益气壮阳之功效。清炒苦瓜不宜多烧，时间一久，苦瓜就失去了脆感，变成软绵绵的了。

油炒匀即成。

【食疗功效】当菜佐餐，随意食用。清热利湿止带。调治带下病，属湿热型。症见带下量多，色黄质黏，有臭味。胸闷心烦，口苦咽干。

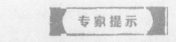 清炒荠菜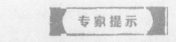

【原料配方】鲜荠菜500克，葱花、蒜各10克，盐、味精、黄酒、麻油、植物油适量。

【制作方法】将鲜荠菜洗净，切段。炒锅上大火，下植物油烧至七成热，放入葱花、蒜煸炒，洒入黄酒。再入荠菜翻炒至刚断生，加入盐、味精、麻油炒匀即成。

专家提示

清热解毒，利尿消肿。荠菜性寒，凡属脾胃虚寒或虚寒性病证者均忌食。

【食疗功效】当菜佐餐，随意食用。清热利湿止带。调治带下病，属湿热型。症见带下量多，色黄质黏，有臭味。伴有阴部瘙痒。

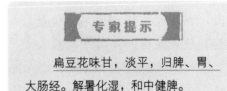 扁豆花煎鸭蛋

【原料配方】白扁豆花15克，鸭蛋2只，盐、植物油、麻油适量。

【制作方法】将白扁豆花洗净，打入鸭蛋，加盐少许拌匀。炒锅上火，下植物油烧至七成热，慢慢倒入上液煎炒。炒熟前加麻油适即可。

专家提示

扁豆花味甘，淡平，归脾、胃、大肠经。解暑化湿，和中健脾。

【食疗功效】当菜佐餐，随意食用。清热利湿止带。调治带下病，属湿热型。症见带下量多，色黄质黏，有臭味。伴苦咽干、食欲差。

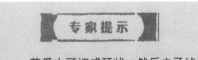 苦瓜炒鸡翅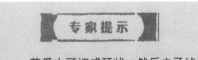

【原料配方】苦瓜150克，鸡翅6只，豆豉20克，姜末、蒜泥、葱段、黄酒、盐、味精、植物油适量。

专家提示

苦瓜也可切成环状，然后去子焯水后备用。

【制作方法】将鸡翅洗净，切段后置于碗中，倒入少许姜末、蒜

泥、葱段、黄酒、盐、味精拌匀，备用。将苦瓜洗净后，切成丝，备用。炒锅上大火，放入植物油烧至七成热，先放入鸡翅。翻炒至鸡翅七成熟时，再加入苦瓜，翻炒5分钟。加水适量，用小火煮沸，加盐、味精即可。

【食疗功效】当菜佐餐，随意食用。清热利湿止带。调治带下病，属湿热型。症见带下量多，色黄质黏，有臭味。伴口苦咽干，小便短赤。

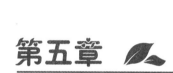

第五章

子宫病食疗

一、子宫病的病因是什么?

（一）先天性因素

子宫疾病有先天性因素的存在，属于母系遗传，从外婆开始，传给了母亲，然后又传给了女儿，这样的例子在临床上并不少见。但即使是带有同样遗传基因的同胞姐妹也不会同样都会得这样的疾病，多数慢性疾病是我们错用了身体的结果。因此年轻时就应该关注子宫及整个生殖系统的健康状况，养成健康的生活习惯，防微杜渐，以此远离疾病的侵害。

（二）生理因素

生理结构和生理功能决定了女性容易患子宫疾病，因为子宫与阴道、输卵管和卵巢等器官有关联性，这几个性器官的健康与否都会影响到子宫的健康状况。各器官之间还受到激素、神经、中枢的共同管理和控制。

（三）生活习惯因素

在中医文化里疾病的产生与生活息息相关，有以下特征的女性一般容易得子宫疾病。

❖ **不注意个人卫生**

房事之前清洁到位，可以大大降低宫颈炎的发作概率。

❖ **不规律的生活**

作息时间不规律，缺少睡眠的人容易患子宫疾病，因为大脑神经始终保持兴奋状态，内分泌系统也日夜操劳，这就使激素分泌过多，对生殖系统产生了负面影响。

❖ **懒于运动**

运动时间过少会使生殖系统的抵抗力下降而患病。坚持每天徒步行走30分钟，可以大大降低女性卵巢和子宫类疾病的发病率。

❖ **心理因素**

心理如长期处于高压状态，内分泌系统出现失调会导致生殖系统疾病。

❖ **不合理的饮食**

过于辛辣刺激的食物会使体内的内分泌变得旺盛，子宫、卵巢也会相应地受到影响。另外，食物中的各种催生剂、激素和农药残留进入人体后也会影响我们的健康。

二、子宫病的症状有哪些?

（一）子宫脱垂

正常情况下，子宫深居在阴道上方，骨盆腔的中央，位置前倾，子宫颈距离阴道口6～8厘米。子宫能保持这一位置主要是由于骨盆底部的肌肉、筋膜的支持和附着在子宫上的几对韧带悬吊的结果。如果这些支持组织受到损伤或削弱，子宫就会沿着阴道向下脱出，医学上称子宫脱垂。

子宫脱垂的临床症状以子宫脱出为主要表现。由于病情轻重不同和个体差异，子宫脱出程度不一，或伴有其他症状。阴道内脱出物可分为轻度、中度和重度，轻度者在久站、久蹲或大便用力后子宫脱出外阴口或阴道壁膨出于外阴口，经平卧休息后能自动回纳；中度者，子宫颈脱出阴道外，或宫颈及部分宫体脱出于阴道外，或有部分阴道壁膨出阴道外；重度者，宫颈及宫体全部脱出于阴道外，并伴有阴道壁全部膨出于阴道外。

子宫脱垂还可导致以下症状。

（1）腰骶部酸痛，以骶部为甚，劳动后出现疼痛，卧床休息后疼痛会自然消失。

（2）下腹、阴道、外阴部坠胀感，子宫脱垂越重，这种下坠感越强烈，多在久站、走路与劳动时加重。

（3）排尿困难或尿失禁。

（4）排便困难、肠胀气。

（5）阴道分泌物增加。

（6）月经量多。

（7）不孕。

（二）子宫肌瘤

子宫肌瘤是女性生殖器官中最常见的良性肿瘤，常见于30～50岁妇女，20岁以下少见。子宫肌瘤主要由不成熟的子宫平滑肌细胞增生所致，故又称为子宫平滑肌瘤。

子宫肌瘤临床常见症状有阴道出血、乳房胀痛、小腹部有隐痛、邻近器官有压迫症状、白带增多、不孕、肛门有下坠感、月经量增多或淋漓不断、腰部酸痛、面部有色素沉着或黄褐斑、眼圈发黑、面黄肌瘦、贫血、心脏功能障碍，盆腔检查可查到子宫体增大、质硬。

（三）子宫内膜异位症

子宫内膜异位症是由具有生长功能的子宫内膜出现于子宫体腔内壁以外部位引起的疾患，如具有活性的子宫内膜组织跑到子宫肌层，可形成子宫腺肌病、腺肌瘤；如异位发生在卵巢，则形成巧克力囊肿，也可发生在子宫骶韧带等部位。子宫内膜异位症在组织上是良性的，但临床行为及表现和恶性肿瘤一样增生、浸润、扩散，甚至经血管播散和远处转移，只要有卵巢组织分泌激素，该病就逐渐加重，是一种雌激素依赖性疾病。

子宫内膜异位症的症状与体征随异位内膜的部位而不同，并与月经周期有密切关系。痛经是唯一常见而突出的症状，可发生在月经前、月经时及月经后，疼痛常随着月经周期而加重，因为随着雌激素水平不断高涨，使异位的子宫内膜增生、肿胀，月经过后，异位内膜逐渐萎缩而痛经消失。内在性子宫内膜异位症患者月经量往往增多，经期延长。子宫内膜异位症患者常伴有不孕。发生于子宫直肠窝、阴道直肠隔的内膜异位症使周围组织肿胀而影响性生活，产生性交疼痛。子宫直肠窝及直肠附近子宫内膜异位症的一个典型症状是大便坠胀，一般发生在月经前期或月经后，患者感到粪便通过直肠时疼痛难忍，而其他时间并无此感觉。子宫内膜异位至膀胱着有周期性尿频、尿痛等症状。侵犯膀胱黏膜时，可发生周期性血尿。

（四）功能性子宫出血

子宫无器质性病变，而由性腺分泌激素功能失调引起的月经过多，或淋漓不断的出血，称为功能性子宫出血。功能性子宫出血是一种常见的妇科疾病。本病分为无排卵型功血和有排卵型功血两种，前者是排卵功能发生障碍，好发于青春期及更年期；后者系黄体功能失调，多见于育龄期妇女。

功能性子宫出血的主要症状为月经周期紊乱、经量增多、出血时间延长、淋漓不净等。周期正常，但在月经来潮之前有数天少量出血，颜色往往发暗，月经来潮数天后又淋漓不净，月经前后可持续出血十几天；或者在月经干净10天左右，阴道又流出少量血。由于出血频繁，流血量多，流血时间长，患者常常贫血，出现无力、头晕、耳鸣、面色苍白等症状，严重的会出现休克，甚至危及生命。功能性子宫出血重在预防，平时要增强营养，多吃含蛋白质丰富的食物，以及蔬菜和水果。劳逸结合，不参加重体力劳动和剧烈的体育运动。睡眠充足，精神愉快，不要背思想包袱。

（五）子宫颈炎

子宫颈炎即宫颈炎，是生育年龄妇女的常见病。引起子宫颈炎的常见细菌为葡萄球菌、链球菌、大肠杆菌等化脓性细菌。长期慢性刺激是宫颈炎的主要诱因，如分娩、刮宫、人流等，均可导致宫颈发炎。分为急性子宫颈炎和慢性子宫颈炎两种。

（1）急性子宫颈炎：急性子宫颈炎的主要症状是宫颈局部充血、水肿、上皮脱落、坏死，甚至形成溃疡，带下量多、呈脓样。可伴有小腹部及骶部坠痛及尿频、尿痛等膀胱刺激症状。急性期常有发烧、不适、乏力等全身症状。

（2）慢性子宫颈炎：慢性子宫颈炎包括宫颈糜烂、息肉、肥大和潴留囊肿等，带下量亦多，有时呈脓性或血性，常伴有腰酸腹痛，下腹坠痛等症状。由于病原菌的不同，白带的颜色、量也有所不同。白带可为黏稠的或脓性的，有时可带有血丝或少量血液，也可有接触性出血。多数轻度慢性子宫颈炎没有症状，或仅有轻微症状。慢性炎症刺激，颈管局部黏膜增生而形成息肉，一般较小，直径多在1厘米以内，单个或多个，此时可有血性白带或性交后出血。炎症扩散可引起盆腔发炎而出现腰骶部疼痛、盆腔部下坠及胀痛，经期加重，还可引起性交痛。炎症蔓延至膀胱周围可引起尿频、尿痛或排尿困难症状。黏稠的白带使精子不容易通过而导致不孕。过多的白带刺激还可继发外阴阴道炎。

三、子宫病营养治疗的原则是什么？

饮食应清淡，易消化吸收；饮食需营养丰富，多吃富含蛋白质、铁、铜、维生素B$_{12}$、叶酸等有利于造血的食品，如鱼类、肉类、蛋类、乳类、豆芽、新鲜果蔬等；日常生活中应摄取足够的钙质，以避免由于血钙偏低而引起子宫收缩；多吃含纤维素的食物，以防因便秘而引起痛经，加重子宫脱垂；月经量较多者需选用具有止血功能的食品，如鲜藕、鱼胶、阿胶等。饮食应做到如下几点。

✿ 选择放心安全食品

要保证食物中农药残留、生长激素等不超标，选择蔬菜要观察其是否新鲜。可根据季节气候特点来选择安全食品，冬春季气温低，虫害少，可多选择青菜类食物，到春末夏秋少选择青菜，多选择番茄等。选择肉类食品要注意看肉的颜色和肉质，吃激素速成的禽肉一般肉色较淡、肉质较松。

❀ 少吃反季节蔬菜

自然分四季二十四节气，扎根于自然的食物顺应节气在不同时间生长。如今随着现代农业技术的发展，市场上的反季节蔬菜越来越多，而反季节蔬菜是采用驱虫药物等方法使其逆自然生长而得，不顺应节气还缺乏蔬菜该用的品质。

❀ 不吃过期食物

有些人由于工作忙，常把一周的菜全买回家放进冰箱，长期搁置的食物因水分流失，很多有效成分也随即流失，与此同时食物还会腐败变质，影响身体健康。有人还习惯吃"隔夜菜"，这样的菜，尤其是叶菜类，对人体有致癌作用的亚硝酸盐的含量大增。

❀ 远离快餐食品

快餐的常用原料是鸡肉，这些肉食鸡的生长周期短，体内的激素和毒素含量都比较高，影响身体健康。

❀ 选择合理的烹调方式

减少油炸、油炒，增加炖煮的方法。

❀ 经常吃豆制品

现代医学研究认为，黄豆中含有一种天然雌性激素"大豆异黄酮"，对于激素分泌失衡的女性来说，多吃黄豆能起到很好的平衡作用，可预防因为激素引起的子宫肌瘤等疾病。

四、子宫病宜用和忌用食物有哪些?

（一）急性宫颈炎患者宜用和忌用食物

急性宫颈炎患者宜清淡饮食，多食用蔬菜水果。急性宫颈炎患者忌用食物如下。

❀ 忌甜腻厚味食物

过于甜腻的食物如糖果、奶油蛋糕、八宝饭、糯米糕团、猪油及肥猪肉、羊脂、蛋黄，这些食物有助湿的作用，会降低疗效果，使病情迁延难治。

❀ 忌饮酒

酒属温热刺激食物，饮酒后会加重湿热，使病情加重。

✿ **忌食辛辣煎炸及温热性食物**

辛辣、煎炸食物如辣椒、茴香、花椒、洋葱、芥末、烤鸡、炸猪排等;温热食物如牛肉、羊肉、狗肉等均可助热上火，加重病情。

✿ **忌海腥河鲜发物**

海鱼、螃蟹、虾、蛤蜊、毛蚶、牡蛎、鲍鱼等水产品均为发物，加重病情，不利于炎症消退。

（二）慢性宫颈炎患者宜用和忌用食物

✿ **慢性宫颈炎宜用食物**

（1）感染、溃疡患者宜吃荠菜、螺蛳、针鱼、泥鳅、鲥鱼、金针菜、油菜、荸荠、绿豆、赤豆、马兰头。

（2）瘙痒患者宜吃苋菜、白菜、芥菜、荸荠、海带、紫菜、鸡血、蛇肉、穿山甲。

（3）宜多食滋阴养液之品，如菠菜、小白菜、藕、梨、西瓜、香蕉、葡萄、海参、甘蔗、百合等。

（4）宜多食凉血解毒食物，如绿豆、粳米、黄瓜、苦瓜、马齿苋、绿茶等。

慢性宫颈炎忌用食物同急性宫颈炎患者忌用食物。

（三）子宫脱垂患者宜用和忌用食物

子宫脱垂是很多女性面临的问题，子宫脱垂患者阴道内有物下坠，或突出阴道口外，卧则收入，劳则加剧，常伴腰酸腹坠，有时小便困难或频数，神疲乏力，头晕耳鸣，面色萎黄或子宫脱出灼热肿痛，溃烂流黄水，带多色黄，心烦口渴，小便赤热，大便秘结。如果在饮食上注意，可以改善。

✿ **子宫脱垂患者营养原则**

（1）多喝水，多吃核果、种子、谷类等有益的食物。多食富含维生素、无机盐及纤维的食物，如番茄、豆芽菜、卷心菜、油菜、柑橘、荔枝、桂圆、大枣等。多食高蛋白食物，如鸡肉、鸡蛋、瘦肉、猪肝、鲤鱼、海参、豆制品等，最好做成羹汤食用。

（2）多食有补气、补肾作用的食品，如鸡、山药、扁豆、莲子、芡实、泥鳅、淡菜、韭菜、大枣等。

（3）平常的饮食多吃补血补肾的食物，以性平性温的为主，如牛、羊肉、猪肉等，各种肉类要打碎打烂吃，利于养分的吸收。多吃性平性温的蔬菜，荤素搭配比例最好是1:1。

（4）子宫脱垂的饮食应多注意吃海藻类的食物，其中海藻类食物包括发菜、紫菜、海带、海白菜、裙带菜等，海藻含矿物质最多为钙、铁、钠、镁、磷、碘等。现代科学认为，常食海藻食品可有效地调节血液酸碱度，避免体内碱性元素因酸性中和而被过多消耗，所以子宫脱垂的饮食应多食用海藻类食物。

✿ **子宫脱垂患者宜用的食物**

（1）主食及豆类的选择：宜食用粳米、糯米、小米、大麦、小麦、高粱、薏苡仁、红薯、马铃薯、黑大豆、蚕豆、黄豆及豆制品。

（2）肉、蛋、奶的选择：宜食用猪瘦肉、牛羊肉、鸡鹅肉、动物肝脏、血液、鱼类、蛋类、奶及奶制品等。

（3）蔬菜的选择：宜食用油菜、荠菜、苦菜、大头菜、南瓜、胡萝卜、番茄、豇豆、山药等。

（4）水果的选择：宜食用荔枝、石榴、樱桃、李子、芒果、葡萄、苹果、枇杷等。

✿ **子宫脱垂患者不宜用的食物**

（1）忌食寒性易引起下坠的水产品。蚌肉、田螺、蛏子等水产品性寒，食用后会伤脾气，进一步加重病情，使子宫脱垂难以恢复。其他如螃蟹、蛇、甲鱼等均有寒性下坠的作用，易造成子宫虚冷下垂。

（2）忌食滑利蔬菜。冬瓜、黄瓜、丝瓜、苦瓜、茭白、茄子、苋菜、白菜、菠菜等蔬菜，性味寒凉而滑利，食用后会造成脾胃虚弱，使子宫下滑，难以回缩。

（3）忌食寒凉水果。梨、西瓜、柚子、柠檬、甜橙、柿、香蕉、杏子、酸枣、山楂、香瓜等水果性质寒凉，食用后会损伤脾胃阳气，加重子宫脱垂。

（4）忌食伤气之物。子宫脱垂的原因是由于虚弱疲劳、营养缺乏，而白萝卜、咸菜、竹笋、大头菜、茶叶、醋等食物会伤气，损耗营养，使虚弱的身体因得不到足够的营养而更加衰弱，从而导致子宫回缩无力。

（5）忌食温热食物。温热食物，如羊肉、牛肉、狗肉、红参、鹿茸等温热食物，会加速血液循环，导致病变处充血，加重子宫下垂的症状。

（6）忌食损伤脾胃的食物。百合、绿豆虽为消暑解热之品，但同时又有损伤脾胃的作用，尤其是脾胃虚弱的人，食用后会出现身体虚弱无力，甚至会造成大便稀溏、子宫脱垂、回缩无力。

（7）忌食生冷食物。本病患者多有脾胃素虚，肾阳衰弱，多食生冷食物和各种冷饮、冰镇食物、生梨、西瓜、橙、香蕉、荸荠、柿子等，会进一步损伤脾肾阴气，使脾胃运化无力，加重中气下陷，使子宫下垂难以恢复。

（四）子宫肌瘤宜用和忌用食物

❖ 子宫肌瘤宜用食物

（1）富含营养、易消化吸收的食物，如牛奶、鸡、鸡蛋、猪瘦肉、鱼、豆腐等。

（2）含维生素丰富的食物，如动物肝肾、猪瘦肉、鸡蛋、牛奶、胡萝卜、菠菜、白菜、韭菜、苹果、葡萄、猕猴桃、番茄等。

（3）子宫肌瘤患者应该多食谷类、豆类制品。另外要注意子宫肌瘤患者如果进行手术后，不要盲目地进食补品，要等手术恢复一段时间再继续。

❖ 子宫肌瘤忌用食物

（1）忌食高脂肪类的食物。由于子宫肌瘤的形成与长期大量雌激素刺激有关，而动物实验表明，高脂肪食物促进了某些激素的生成和释放，故肥胖妇女子宫肌瘤的发生率明显升高。因此，专家指出：子宫肌瘤患者不能吃过多高脂肪食物。

（2）忌食辛辣刺激性食物，如辣椒、葱、蒜、韭菜、胡椒、花椒、茴香、酒、醋等辛辣食物，容易促进病变部位充血，加重炎症，对病情不利。酒类对子宫的刺激也是比较大的，而且喝酒会引起血气上涌，对子宫肌瘤患者的情绪控制也不太好。

（3）禁食桂圆、红枣、阿胶、蜂王浆等热性、凝血性和含激素成分的食品。因为子宫肌瘤是依靠雌激素来发展的，如果体内雌激素含量过高，反而会促进了肌瘤的生长，所以这些食物应该避免。

（4）不能吃羊肉、狗肉、虾、蟹、鳗鱼、咸鱼、黑鱼，这些食物易发、容易让人体火气旺，刺激肌瘤生长。

（5）子宫肌瘤不能吃的蔬菜：茄子、芥菜、毛笋、橘子。

（6）子宫肌瘤患者也应避免食用海产品，这些海产品中含有的激素类都比较多，可能会导致子宫肌瘤向严重化发展。

子宫肌瘤是激素依赖型良性肿瘤，高脂肪饮食，超重或肥胖，长期服用激素类药品、保健食品及使用一些含有雌激素的化妆品等是主要病因，长期吸收小剂量的雌激素会在体内累积，导致人体内激素环境变化诱发子宫肌瘤。

（五）子宫内膜异位症宜用和忌用食物

✿ 子宫内膜异位症患者宜用食物

（1）饮食宜以清淡富营养而易消化的食物为主，多食新鲜的蔬菜、水果、忌生冷、辛辣、煎炸、肥厚刺激之品。气滞血瘀者经期可服益母草汤，或红糖汤以助经血顺利排出，减轻疼痛。

（2）多食用补虚益气食品。可以助气行血，能有缓解疼痛之效。子宫内膜异位症气血虚少者尤为适宜。

（3）干果不忌，可随时食用。养生行血，核桃温阳，大枣、桂圆益气养血，更为适用。

（4）家禽家畜、蛋乳、鲜鱼一般均可食用，气血虚少者用以益气养血效果较好。

（5）主食要多样搭配，不要吃的过于精细，最好是谷类、豆类、薯类都要吃。

（6）葱白除风散寒，疏通肝经，食之有益。木耳有和血之功，亦可多食。

（7）子宫内膜异位症食疗中，酒类温阳通脉，行气散寒可适当饮用，发挥散瘀缓痛之功。芥末、茴香、花椒、胡椒之类，性亦温通。玫瑰花理气解忧，和血散瘀，用以调味均好。红糖煮生姜，以红糖之甘，益气缓中，散寒活血，加生姜之温，助其通瘀之力，每日饮用，颇有裨益。

✿ 子宫内膜异位症患者饮食禁忌

（1）酸涩收敛之品，易导致瘀气滞血，应予避免。辛温发散，利于行通，可食，但不宜过多，因辛辣刺激过甚，疼痛亦会加重。

（2）蔬菜之中，油菜、荠菜、苋菜、海带、黄瓜、丝瓜、冬瓜、茄子、韭白、竹笋、莲藕均属凉性，在月经前后少食为好，尤不可生食。

（3）水果多为生食，子宫内膜异位症患者经前后亦宜避免。

（4）肥厚油腻，易于滞瘀，少食为好。子宫内膜异位症患者清淡疏利之品较为适宜。

（5）子宫内膜异位症食疗应忌一切寒凉食品。行经前后，尤须注意进食过热的汤、菜，生冷食物均属禁忌。

（6）田螺、蛤蚌、蟹、鳖偏凉食，宜少食。过于肥厚之肉品忌食。

综上所述，子宫内膜异位症凉食物，生冷食物都是禁忌，尤其是在行经前后，另外，水果也应当避免，这是很多女性很容易忽视的，而且肥厚油腻食品也要忌食，患有子宫内膜异位症食物应多以清淡为主。

（六）功能性子宫出血

功能性子宫出血是由于卵巢内分泌功能失调引起的子宫内膜异常出血。

❀ 功能性子宫出血患者宜用食物

（1）清凉类食物，如大麦、小米、冰糖、白糖、豆腐、黄瓜、冬瓜、西瓜、藕、百合、荸荠、萝卜等。止血类食物，如花生内衣、木耳、芥菜、金针菜、百合、莲藕、乌贼骨等。

（2）温补或清补食物。属于气虚、血虚者，在选用止血食物的同时宜进，以补充失血所造成的亏损。温补类食物有牛肉、羊肉、鸡、鳝鱼、桂圆等。

❀ 功能件子宫出血患者饮食禁忌

（1）红糖。红糖具有活血通经作用，食用后会加重子宫出血，故应忌食。

（2）酒。酒有活血作用，饮后会扩张血管，加快血行，导致子宫出血量增加，故应禁忌。

（3）辛辣、刺激性食物，如辣椒、胡椒、蒜、葱、蒜苗、韭菜等，有刺激子宫出血，尤其是血热型崩漏，会在原有基础上愈增其血中之热，从而进一步加重病情，故应忌食。

（4）破气食物。虚证患者忌食，如白萝卜、大头菜、萝卜干等食用后会加重气虚，进一步损伤其固摄经血的作用，加重出血。

（5）热性食物。血热患者忌食，如牛肉、羊肉、荔枝、李子、杏子等，食用后会加重血热，有碍于身体的康复。

（6）桃子、生姜等食物。桃子味甘，性温，多食可通行经血，加重出血，故有子宫出血患者忌多食。生姜辛散助热，温通血脉，可使火热内盛，迫血妄行，故功能性子宫出血患者应忌多食。

（七）宫颈癌患者宜用和忌用食物

❀ 宫颈癌患者宜用食物

宫颈癌（即子宫颈癌）早期对消化道功能一般影响较小，以增强患者抗病能力，提高免疫功能为主，应尽可能地补给营养物质，蛋白质、糖、脂肪、维生素等均可合理食用。当患者阴道出血多时，应服用些补血、止血、抗癌的食品，如藕、薏苡仁、山楂、黑木耳、乌梅等。当患者白带多水样时，宜滋补，如甲鱼、鸽蛋、鸡肉等。当患者带下多黏稠，气味臭时，宜食清淡利湿之品，如薏苡仁，赤小豆，白茅根等。腰痛宜吃莲子、核桃肉、薏米、韭菜、梅子、栗子、芋艿、甲鱼、海蜇、蜂乳、梭子蟹。

（1）宫颈癌患者还应多吃黄豆与豆制品，比如豆腐或豆浆，因为这些食物可以补充植物性雌激素，其内含的异黄酮素、木质素都被认为有抗氧化的作用，能抑制子宫颈腺癌与鳞状表皮细胞癌生长，减少癌细胞的分裂，同时有效地阻止肿瘤转移。

（2）手术后，饮食调养以补气养血，生精填精的膳食为好，如山药、桂圆、桑葚、枸杞、猪肝、甲鱼、芝麻、驴皮胶等。

（3）放疗时，饮食调养以养血滋阴为主，可食用牛肉、猪肝、莲藕、木耳、菠菜、芹菜、石榴、菱角等；若因放疗而出现放射性膀胱炎和放射性直肠炎时，则应给予清热利湿，滋阴解毒作用的膳食，如西瓜、薏苡仁、赤小豆、荸荠、莲藕、菠菜等。

（4）化疗时，饮食调养以健脾补肾为主，可用山药粉、薏米粥、动物肝、胎盘、阿胶、甲鱼、木耳、枸杞、莲藕，香蕉等。出现消化道反应，恶心、呕吐、食欲不振时，应以健脾和胃的膳食调治，如蔗汁、姜汁、乌梅、香蕉、金橘等。

（5）宫颈癌晚期，应选高蛋白、高热量的食品，如牛奶、鸡蛋、牛肉、甲鱼、赤小豆、绿豆、鲜藕、菠菜、冬瓜、苹果等。

（6）应多摄入维生素。有人观察宫颈癌患者血中β–胡萝卜素低于对照组，β–胡萝卜素摄入量低为宫颈癌危险因素。另外，维生素C也与宫颈癌发病率有关，我国调查表明，维生素C摄入量增加时，子宫颈癌危险降低。

（7）微量元素。日常饮食中应注意补充维生素，适当注意补充含锌、硒元素的食物。可以多吃具有抗宫颈癌作用的食物，如苋菜、甜瓜、菱、薏米、乌梅、牛蒡菜、牡蛎、甲鱼、海马。

✿ 宫颈癌患者饮食禁忌

忌烟、酒及辛辣刺激性食物；忌肥腻、油煎、霉变、腌制食物；忌羊肉、韭菜、狗肉、胡椒、姜、桂皮等温热性食物。

五、子宫病患者的药膳调治

▲ 三花绿茶 ▲

【原料配方】金银花30克，红花10克，玫瑰花10克，绿茶3克。

【制作方法】将金银花、红花、玫瑰花、绿茶同放入锅中，加适量水。大火煮沸，改小火煎煮30分钟，取汁即成。

【食疗功效】早晚分食。清利湿热，适用于急性宫颈炎湿热壅滞型。

> **专家提示**
>
> 金银花，味甘，性寒，归肺、心、胃经；红花味辛，性温，归心、肝经；玫瑰花为甘、微苦，性温，归肝、脾经；绿茶味苦、甘，性凉，归心、脾经。

▲ 菊花青叶茶 ▲

【原料配方】菊花30克，大青叶15克。

【制作方法】将菊花和大青叶一同用开水泡10分钟，饮服。

【食疗功效】代茶饮。清热解毒，利湿消肿，适用于急性宫颈炎热毒壅盛型。

> **专家提示**
>
> 菊花味辛、甘、苦，性微寒，归肺、肝经；大青叶味苦，性寒，归肝、心、胃经。

▲ 丹皮赤芍黄柏蜜饮 ▲

【原料配方】丹皮10克，赤芍15克，黄柏10克，知母10克，败酱草20克，蜂蜜30克。

【制作方法】将丹皮、赤芍、黄柏、知母、败酱草分别拣去杂质，洗净晾干或晒干，切碎或切成碎小段，同放砂锅加水浸泡。煎30分钟，用洁净纱布过滤，取滤汁放入容器。待其温热时加入蜂蜜拌匀即成。

> **专家提示**
>
> 丹皮即牡丹皮，味苦、辛，性微寒，归心、肝、胃经；赤芍味苦，性微寒，归肝经；黄柏味苦，性寒，归肾、膀胱、大肠经；知母味苦、甘，性寒，归肺、胃、肾经；败酱草味辛、苦，性微寒，归肝、胃、大肠经。本品具有清热解毒，凉血，消痈排脓，祛瘀止痛之功效。

【食疗功效】早晚分食。清利湿热，适用于急性宫颈炎患者。

赤小豆玉米须饮

【原料配方】玉米须50克，赤小豆100克。

【制作方法】将玉米须洗净，切碎，与洗净的赤小豆同放沸水锅中。用大火煮沸，改小火煮至赤小豆熟烂即可。

【食疗功效】早晚分食。清利湿热。适用于急性宫颈炎湿热壅滞型。

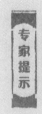

专家提示

玉米须味甘，性平，归肝、肾、膀胱经；赤豆味甘、性平，归心、小肠经。如病人已有较严重的血肌酐升高，则不宜服用，因赤小豆含较多的植物蛋白。

金钱草茶饮

【原料配方】金钱草100克。

【制作方法】将金钱草100克放入锅中，倒入清水煎汤。

【食疗功效】代茶饮。清热利湿，消肿退黄，适用于慢性宫颈炎湿热下注型。

专家提示

金钱草味甘、咸，性微寒，归肝、胆、肾、膀胱经。具有清热、利湿、通淋之功效。

双耳饮

【原料配方】银耳15克，黑木耳15克。

【制作方法】将上两味泡发后加水煮软烂，加红糖少量服用。

【食疗功效】每日1次。活血化瘀，适用于气滞血瘀型子功能膜异位症。

专家提示

银耳味甘、淡，性平，贵肺、胃经、肾经。滋补生津；润肺养胃。黑木耳味甘，性平，具有补气养血之功效。

茅根绿豆饮

【原料配方】白茅根50克，绿豆60克。

【制作方法】将白茅根煮水，滤去药材取汁。将绿豆放入茅根煎液煮沸，改文火熬至豆烂汁浓。

【食疗功效】代茶饮，常服。清热利湿，适用于急性宫颈炎湿热壅滞型。

▲ 马兰头白茅根蜜饮 ▲

【原料配方】新鲜马兰头100克，鲜白茅根250克，蜂蜜20克。

【制作方法】将马兰头及白茅根分别洗净，放入温开水中浸泡片刻，捞出，切成碎末。放入洁净的纱布中，扎紧袋口，绞压取汁。将汁液放入杯中，加入蜂蜜，拌和均匀即可。

【食疗功效】早晚分服。清热解毒，适用于急性宫颈炎热毒壅盛型。

▲ 益母草黑木耳饮 ▲

【原料配方】益母草50克，水发黑木耳40克，白糖20克。

【制作方法】将益母草、黑木耳洗净，同放锅中，加适量水，煎煮40分钟。拣去益母草，调入白糖即可。

【食疗功效】早晚分服，吃黑木耳，饮汤。清热解毒，适用于急性宫颈炎热毒壅盛型。

▲ 芹菜番茄汁 ▲

【原料配方】番茄200克，芹菜200克，柠檬汁适量，精盐适量，小冰块2块。

【制作方法】将芹菜洗净，用冷开水漂一下，切成小段。番茄洗

专家提示

白茅根味甘，性寒，归肺、胃、肾经；绿豆味甘，性凉，归心、胃经。

专家提示

马兰头味辛，性凉，归肺、肝、胃、大肠经，具有清热解毒，利湿消食之功效。但是孕妇慎服马兰头。

专家提示

益母草味辛、甘，性微寒，归心、肝、膀胱经。活血，祛瘀，调经，消水。

专家提示

番茄为甘、酸，性凉；芹菜味甘、辛，性凉，具清热利湿，平肝健胃之功效。

净，用热水泡一下去皮，切成小块。将番茄、芹菜一起投入搅拌机中打成汁，用洁净纱布过滤。将滤液倒入容器中，加入适量柠檬汁和精盐搅匀。饮用时加入冰块即可。

【食疗功效】早晚分服。清热解毒，适用于急性宫颈炎热毒壅盛型。

▲ 藕汁豆浆 ▲

【原料配方】生藕200克，豆浆5毫升。

【制作方法】将生藕洗净，切片，置搅拌机中。加入豆浆，搅打成汁，倒入杯中，搅匀即可。

【食疗功效】早晚分食。清热解毒，适用于急性宫颈炎热毒壅盛型。

专家提示

生藕味甘，性凉，熟品性温。生藕清热生津，凉血止血；熟用补益脾胃，益血生肌。

▲ 藕节冬瓜汤 ▲

【原料配方】藕节100克，带皮冬瓜200克。

【制作方法】冬瓜切块，与藕节共放锅内。加水适量，煎煮20分钟，取汁即可。

【食疗功效】每日1剂，分3次服完。清热通淋，利湿止血，适用于急性宫颈炎热毒壅盛型。

专家提示

藕节为藕连接部分，含天门冬素、鞣质等，具有较高的药用价值。藕节和藕在性味、功用上大致相似，但藕节又侧重止血功效。中医认为藕节性平、味甘涩，药用可以缩短出血时间，有止血散瘀之效，治疗尿血、便血、子宫出血等。

▲ 苦瓜鲫鱼汤 ▲

【原料配方】苦瓜100克，鲫鱼200克，盐适量。

【制作方法】将鲫鱼用素油煎至两面稍黄，再倒入清水500克，放入苦瓜，一同炖汤。放入适量调料即可。

专家提示

将切好的瓜片撒上盐腌渍一会儿，然后将水滤掉，可减轻苦味。

【食疗功效】佐餐用，每日1次。健脾渗湿，止带，适用于急性宫颈炎热毒壅盛型。

银花冬瓜仁汤

【原料配方】冬瓜子仁20克，金银花20克，蜂蜜50克。

【制作方法】先煎金银花，去渣取汁。用药汁煎冬瓜子仁15分钟后调入蜂蜜即可。

【食疗功效】早晚分食，每日1剂，连服1周。清利湿热，活血祛瘀，适用于慢性宫颈炎湿热下注型。

专家提示

金银花味甘、微苦、清香、辛，性寒，归肺、胃、心、大肠经。本品苦寒伤胃，脾胃虚寒者不宜使用。

仔鸡首乌汤

【原料配方】何首乌30克，红花10克，仔鸡1只。

【制作方法】仔鸡洗净。将装有何首乌的布包放入鸡腹，一同放入砂锅内，加水炖至鸡肉离骨，取出布包调味即可。

【食疗功效】1日内分数次服完。温肾助阳，化瘀止痛，适用于慢性宫颈炎肾虚血瘀型。

专家提示

何首乌味苦、甘、涩，性温，归肝、心、肾经；红花味辛，性温，归心、肝经。

猪肉芪枣归杞汤

【原料配方】猪瘦肉250克，黄芪50克，大枣10枚，当归15克，枸杞子15克，精盐适量。

【制作方法】将猪瘦肉洗净，切成块与洗净的黄芪、大枣、当归、枸杞子一同放入砂锅。加适量清水，用大火煮沸，转用小火炖2小

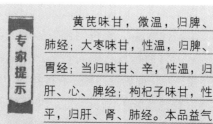

专家提示

黄芪味甘，微温，归脾、肺经；大枣味甘，性温，归脾、胃经；当归味甘、辛，性温，归肝、心、脾经；枸杞子味甘，性平，归肝、肾、肺经。本品益气养血，润肺养阴。

时，加精盐调味。

【食疗功效】当菜佐餐，随意食用。补益肝肾，活血祛瘀，适用于慢性宫颈炎肾虚血瘀型。

▲ 杜仲丹参羊肉汤 ▲

【原料配方】羊肉250克，生姜3片，丹参30克，杜仲20克，花椒、大料少许。

【制作方法】羊肉、生姜洗净，放入锅中，加入杜仲、丹参、花椒、大料，一同加水煮汤饮即可。

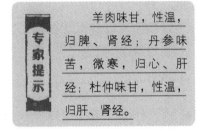

专家提示 羊肉味甘，性温，归脾、肾经；丹参味苦，微寒，归心、肝经；杜仲味甘，性温，归肝、肾经。

【食疗功效】早晚分食。补肾活血，祛瘀生新，适用于慢I生宫颈炎肾虚血瘀型。

▲ 山药鳗鱼汤 ▲

【原料配方】鳗鱼100克，怀山药50克，盐、醋适量。

【制作方法】将鳗鱼段和山药片一同放入锅中，加料酒适量煮汤。烧至肉烂汁稠时放入盐、醋即可食用。

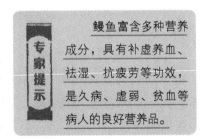

专家提示 鳗鱼富含多种营养成分，具有补虚养血、祛湿、抗疲劳等功效，是久病、虚弱、贫血等病人的良好营养品。

【食疗功效】每日1次，吃肉喝汤。补益脏腑，养血填精，适用于慢性宫颈炎肾虚血瘀型。

▲ 胡桃芝麻糊 ▲

【原料配方】胡桃仁12克，黑芝麻30克，面粉30克，白糖适量。

【制作方法】先将胡桃仁、黑芝麻分别碾碎。另将面粉放在锅内炒熟。最后将胡桃仁、黑芝麻、面粉及白糖一起搅拌均匀即可。

专家提示 胡桃仁味甘，性温，归肺、肾、大肠经；黑芝麻味甘，性平，归肝、肾、大肠经。

【食疗功效】每日1次，以少量开水冲泡成糊状食用。补益肝肾，养血填精，适用于慢性宫颈炎肾虚血瘀型。

▲ 芹菜粥 ▲

【原料配方】芹菜50克，粳米100克，调料适量。

【制作方法】先将粳米放入锅中煮沸，改文火熬10分钟。再将芹洗净切碎，放入一同熬至米烂汁黏，放入调料即可。

【食疗功效】每日2次，可常食。清热利湿，健脾和胃，适用于急性宫颈炎湿热壅滞型。

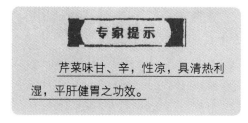

专家提示

芹菜味甘、辛，性凉，具清热利湿，平肝健胃之功效。

▲ 金钱粳米粥 ▲

【原料配方】金钱草30克，粳米100克。

【制作方法】先将金钱草煮水，去渣取汁。将粳米放人金钱草煎液，熬至米烂汁浓即可食用。

【食疗功效】每日2次。清热利湿，退黄，适用于急性宫颈炎湿热壅滞型。

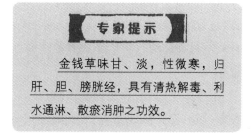

专家提示

金钱草味甘、淡，性微寒，归肝、胆、膀胱经，具有清热解毒、利水通淋、散瘀消肿之功效。

▲ 西瓜牛奶 ▲

【原料配方】牛奶250毫升，西瓜汁250毫升，白糖20克。

【制作方法】将西瓜汁、白糖置容器中，倒入牛奶，边倒边搅。混匀后加盖，置冰箱中冰镇后饮用。

【食疗功效】早晚分食。清热解毒，适用于急性宫颈炎热毒壅盛型。

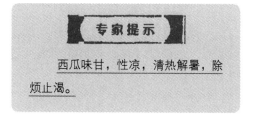

专家提示

西瓜味甘，性凉，清热解暑，除烦止渴。

▲ 银耳藕粉 ▲

【原料配方】银耳25克，藕粉10克，冰糖适量。

【制作方法】将银耳水发后加适量冰糖炖烂，加入藕粉冲服。

【食疗功效】每日1次。适用于子宫肌瘤，月经量多，久不止血，血色鲜红，身倦低热，烦躁不寐等症。

> **专家提示**
>
> 银耳味甘、淡，性平，贵肺、胃经、肾经。滋补生津；润肺养胃。银耳中的多糖类物质，能增强人体的免疫力，调动淋巴细胞，加强白细胞的吞噬能力，兴奋骨髓造血功能，还具有抗肿瘤作用。

🔺 荠 菜 粥 🔺

【原料配方】鲜荠菜250克，粳米100克。

【制作方法】将荠菜洗净，切碎备用。把淘洗净的粳米放入锅中，加适量水。将荠菜放入锅中，先大火烧沸，再用小火煮成粥即可。

【食疗功效】早晚分食。清热解毒，适用于急性宫颈炎热毒壅盛型。

> **专家提示**
>
> 荠菜味甘，性平，微寒，归心、肝、脾经。荠菜又名"护生草"。此菜不仅味道好，而且具有丰富的营养价值。中医认为荠菜具有清热解毒，止血降压功效。以荠菜配用鸡蛋，则具补心安神、益血止血、清热降压的功效。适用于肾盂肾炎、高血压患者食用。

🔺 土茯苓藕粥 🔺

【原料配方】土茯苓100克，藕60克，蜂蜜30克。

【制作方法】将土茯苓和藕一同熬粥。至藕烂汁黏，再放入蜂蜜调匀即可食用。

【食疗功效】每日2～3次。健脾开胃，清热利湿，适用于急性宫颈炎热毒壅盛型。

> **专家提示**
>
> 土茯苓味甘、淡，性平，归肝、胃、脾经。解毒，除湿，利关节。

🔺 茅根薏仁粥 🔺

【原料配方】白茅根20克，薏苡仁50克，红糖适量。

【制作方法】将白茅根、薏苡仁研细，同放锅中，加清水适量煮为粥糊。待熟时加入红糖，再煮1~2分钟沸即成。

【食疗功效】早晚空腹温服。健脾渗湿，适用于急性宫颈炎热毒壅盛型。

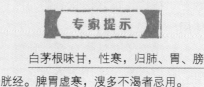

专家提示

白茅根味甘，性寒，归肺、胃、膀胱经。脾胃虚寒，溲多不渴者忌用。

▲ 茯苓茅根粥 ▲

【原料配方】茯苓50克，白茅根30克、红糖适量。

【制作方法】将白茅根、茯苓研细，同放锅中，加清水适量煮为粥糊。待熟时加入红糖，再煮1~2沸即成。

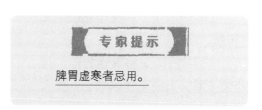

专家提示

脾胃虚寒者忌用。

【食疗功效】早晚各空腹温服。健脾渗湿，适用于慢性宫颈炎湿热下注型。

▲ 锁阳羊肉粥 ▲

【原料配方】锁阳20克，羊肉20克，粳米100克，精盐、味精、麻油适量。

【制作方法】将羊肉洗净，切成小块备用。将洗净的锁阳晒干后切成片，放入砂锅中，加水浓煎，取汁备用。将洗净的粳米与羊肉同放入砂锅中，大火煮沸，改小火煨煮成粥。粥将成时加入锁阳浓煎滤汁，加入调料拌匀，再煮至沸，淋入麻油即可。

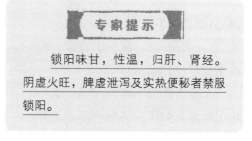

专家提示

锁阳味甘，性温，归肝、肾经。阴虚火旺，脾虚泄泻及实热便秘者禁服锁阳。

【食疗功效】早晚分食。温肾助阳，化瘀止痛，适用于慢性宫颈炎肾虚血瘀型。

▲ 芝麻粥 ▲

【原料配方】芝麻15克，桃仁15克，红花10克，粳米100克。

【制作方法】将芝麻洗净，文火炒黄后研成泥状。然后加入粳米和洗净的红花、桃仁，加水适量煮粥，熟后待用。

【食疗功效】早晚分食。补肾活血，祛瘀生新，适用于慢性宫颈炎肾虚血瘀型。

▲ 黄连小麦粥 ▲

【原料配方】黄连10克，小麦100克，蜂蜜30克。

【制作方法】将黄连粉碎，与小麦一同文火炖至汁浓米烂，放入蜂调匀即可。

【食疗功效】常服。清热利湿，消肿，适用于慢性宫颈炎湿热下注型。

▲ 羊 肉 羹 ▲

【原料配方】羊肉100克，胡萝卜1根，草果3克，陈皮3克，生姜3克，胡椒3克，葱白、食盐、面粉适量。

【制作方法】将羊肉切成小块，胡萝卜切片。然后将草果、陈皮、生姜、胡椒放入纱布中，与羊肉、胡萝卜一起煮熬成汤。取出布袋，加入面粉、葱、食盐做成羹食用。

【食疗功效】早晚分食，补肾活血，祛瘀，适用于慢性宫颈炎肾虚血瘀型。

▲ 糖醋西瓜皮 ▲

【原料配方】西瓜皮100克，糖20克，盐、醋适量。

【制作方法】将西瓜皮切片，

专家提示

芝麻味甘，性平，归肝、肾、大肠经；核桃仁味甘、平温、无毒，入肺、肾、大肠经；红花味辛，性温，归心、肝经。

专家提示

黄连味苦，性寒，归心、脾、胃、肝、胆、大肠经。清热燥湿，泻火解毒。本品大苦大寒，过服、久服易伤脾胃，脾胃虚寒者忌用。苦燥伤津，阴虚津伤者慎用。

专家提示

羊肉味甘，性温，归脾、胃、心、肾经。本品具有益气补虚，温中暖下之功效。

专家提示

西瓜皮味甘、淡，性凉，归心、胃、膀胱经。清暑解热，止渴，利小便。

在油锅中炒至皮黄、汁液溢出。放入糖、醋及少量盐继续翻炒片刻即可。

【食疗功效】每日1～2次。清热利湿，适用于慢性宫颈炎湿热下注型。

绿豆芽炒海带丝

【原料配方】绿豆芽60克，海带丝50克，盐、葱适量。

【制作方法】将绿豆芽洗净与海带丝一同放入油锅，翻炒片刻。再放入适量香葱和盐，炒熟即可。

【食疗功效】每日1～2次。清热利湿，适用于慢性宫颈炎湿热下注型。

> **专家提示**
>
> 绿豆芽味甘，性寒，归心、胃经；海带味咸，性寒，归胃、肾、肝经。具清热解毒，醒酒利尿之功效。

炒 莴 笋

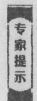

【原料配方】莴笋500克，鱼丝125克。

【制作方法】将上两味用素油炝锅，放入调料炒熟。

【食疗功效】佐餐食用，每日1次。适用于子宫肌瘤所致月经量多，小腹疼痛，气短乏力等症，可滋补强壮，抑制肌瘤生长，调节内分泌。

> **专家提示**
>
> 莴笋味甘、微苦，性凉，清热利尿，活血通乳。由于莴笋中的莴笋生化物对视神经有刺激作用，会发生头昏嗜睡的中毒反应，导致夜盲症或诱发其他眼疾，所以不宜多食。

猪肝炒豆芽

【原料配方】猪肝300克，鲜黄豆芽250克。

【制作方法】将上两味加素油、调料炒熟即可。

【食疗功效】每日1次。补益脾肾，适用于子宫肌瘤所致月经量多，继发贫血症。

> **专家提示**
>
> 猪肝味甘、苦，性温，归肝经。具有补肝明目、养血之功效。肝是体内最大的毒物中转站和解毒器官，所以买回的鲜肝不要急于烹调，应把肝放在自来水龙头下冲洗10分钟，然后放在水中浸泡30分钟。

▲ 牛奶鹌鹑蛋 ▲

【原料配方】牛奶250克，鹌鹑蛋2只。

【制作方法】牛奶煮沸，打入鹌鹑蛋再煮即可。

【食疗功效】每日1~2次。补益脾肾，适用于慢性宫颈炎肾虚血瘀型。

> **专家提示**
>
> 牛奶味甘，性平，归肺、胃经；鹌鹑蛋味甘，性平。有补益气血、强身健脑、丰肌泽肤等功效。

▲ 扁豆花煮椿皮 ▲

【原料配方】扁豆花9克，椿白皮12克。

【制作方法】先将扁豆花、椿白皮洗净，用纱布包好，加水200毫，煮成150毫升即可服用。

【食疗功效】每日3次，连服3~5天。清利湿热，适用于急性宫颈炎湿热壅滞型。

> **专家提示**
>
> 扁豆花味甘，淡平，归脾、胃、大肠经。椿白皮又名香椿皮，味苦涩，性凉。本品解暑化湿，和中健脾。

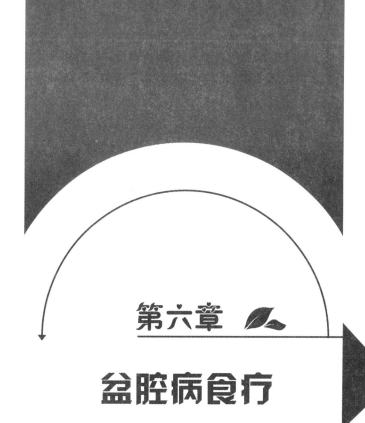

第六章

盆腔病食疗

盆腔病是一组炎症病变的统称，即特指女性内生殖器官包括子宫、输卵管和卵巢及其周围结缔组织、盆腔腹膜等部位所发生的炎症。炎症可在一处或多处同时发生，按其部位不同可分别称为子宫内膜炎、子宫肌炎、附件炎等。根据病势缓急、病程长短又可分为急性与慢性两种。

一、盆腔病的病因是什么？

西医学认为，盆腔炎的发病原因是葡萄球菌、链球菌、大肠杆菌等细菌借分娩、流产所造成的裂伤及胎盘的剥离面，经期子宫内膜的脱离及生殖器手术创面侵入而引起急性盆腔炎。也可以由邻近器官的炎症直接蔓延，或由身体其他部位的化脓性病灶经血液循环传播而来。

中医学认为，本病主要由于热毒、湿浊阻滞胞宫、胞络，使气血运行不畅，进而邪毒热结，冲任受损而成本病。病变部位主要在肝、脾、肾三脏，涉及到冲任二脉。病变初期以实证为主，多见湿热壅盛、瘀热内结。病久，邪气滞留，损伤正气，则出现气滞血瘀、脾肾不足的虚实夹杂证。

二、盆腔病有哪些症状？

（一）急性盆腔炎

急性盆腔炎包括急性子宫内膜炎及急性子宫肌炎、急性输卵管卵巢炎、急性盆腔结缔组织炎、急性盆腔腹膜炎等。体检时可发现下腹部肌紧张、有压痛，阴道内有大量脓性分泌物、子宫颈充血，子宫两侧可摸到肿块并有压痛。

急性盆腔炎的症状可因炎症的轻重及范围的大小而有所不同。常见的症状有高烧、寒战、头痛、食欲不振和下腹部疼痛。有腹膜炎时可出现恶心、呕吐、腹胀、腹泻的症状。炎症刺激泌尿道可出现排尿困难、尿频、尿痛的症状，如刺激直肠还会出现腹泻和排便困难症状。

（二）慢性盆腔炎

慢性盆腔炎常为急性盆腔炎未能恰当彻底治疗，或病人体质差，病程迁延而成。但也有的慢性盆腔炎没有发生过急性盆腔炎病史。

症状慢性盆腔炎的全身症状不明显。有时可有低烧，易感疲乏，精神不振、周身不适、失眠等。当病人抵抗力下降时，可急性发作。由于慢性炎症形成的疤痕、黏连及盆腔充血，可引起下腹部坠胀、疼痛及腰骶部酸痛。常在劳累、性交后、排便时及月经期前后加重。由于盆腔瘀血，病人出现月经和白带增多。卵巢功能受损害时可有月经失调，输卵管阻塞可造成不孕。检查时，由于子宫的位置后倾，活动受限或黏连固定，在子宫一侧或两侧可摸到条索状增粗的输卵管，并有轻度压痛。

三、盆腔病营养治疗的原则是什么?

（1）补充营养，多吃高蛋白食物，如黄豆、花生、豆腐、豆浆、面筋、动物肝脏、鱼类、核桃等。

（2）多食清淡易消化的食品，如赤小豆、绿豆、冬瓜、扁豆、马齿览等。

（3）多食具有活血理气散结之功效的食品，如山楂、桃仁、橘核、橘皮、玫瑰花、金橘等。

（4）急性盆腔炎应多饮水，给予半流质饮食，如米汤、藕粉、葡萄汁、苹果汁、酸梅汤等。

（5）忌食辛辣刺激性食物，否则会刺激炎症病灶，促使局部充血，加重病情。

四、盆腔病宜用和忌用的食物有哪些?

（一）盆腔病患者宜用食物

（1）金银花：性寒，具有清热解毒，疏散风热之功效。适用于热毒壅盛引起的高热寒战，口干舌燥，小便黄赤等症。

（2）野菊花：味甘、辛，性微寒，具有清热解毒，疏风平肝之功效。适用于热毒壅盛引起的高热寒战等症。

（3）败酱草：味辛、苦，微寒，具有清热解毒，凉血，消痈排脓，祛瘀止痛之功效。适用于热毒壅盛引起的腹痛拒按，带下黄浊腹胀便秘等症。

（4）栀子：味苦，性寒，具有泻火除烦，清热利湿，凉血解毒之功效。适用于热毒壅盛引起的红肿热痛，心烦郁闷等症。

（5）连翘：味苦，性微寒，具有清热解毒，散结消肿之功效。适用于小便黄赤，尿痛者。

（6）丹皮：味苦、辛，性微寒，具有清热凉血，活血散瘀之功效。适用于热毒壅盛引起的腹痛拒按，月经不调，小便黄赤等症。

（7）白菜：味甘，性平，具有清热解毒，通利小便之功效。适用于带下黄浊，腹胀便秘，小便不利等症。

（8）荸荠：味甘，性寒，具有清热生津，化痰凉血，消积明目之功效。适用于热毒壅盛引起的带下黄浊、有异味，口干舌燥等症。

（9）芹菜：味辛、甘，性凉，具有清热解毒，平肝健胃，利水消肿之功效。适用于热毒壅盛引起的红肿热痛，腹胀便秘，小便赤黄等症。

（10）黄瓜：味甘，性凉，具有清热解毒，利水消肿之功效。适用于热病烦渴，腹胀便秘，带下黄浊，小便不利等症。

（11）黄花菜：味甘，性微寒，具有清热解毒，凉血安神，利湿明目之功效。适用于热病烦渴，带下黄浊，小便不利等症。

（12）菠菜：味甘，性凉，具有清热解毒，除烦止渴，润燥滑肠之功效。适用于热毒壅盛引起的腹痛拒按，带下黄浊，腹胀便秘等症。

（13）丝瓜：味甘，性凉，具有清热解毒，凉血化痰之功效。适用于热毒壅盛引起的腹痛拒按，带下黄浊，小便不利等症。

（14）荷叶：味苦、涩，性平，具有清热解毒，利湿解暑，升阳止血之功效。适用于热毒壅盛引起的带下黄浊，腹胀便秘，小便不利等症。

（15）马齿苋：味甘、酸，性寒，具有清热解毒，利水去湿，散血消肿之功效，主治痢疾，肠炎，产后子宫出血，便血，乳腺炎等病症。

（16）绿豆：味甘，性凉，具有清热解毒，解暑利尿之功效。适用于热病烦渴，小便不利等症。

（17）豆腐：味甘，性凉，具有清热解毒，调和脾胃之功效。适用于脘腹胀满，带下黄浊等症。

（18）莲子：味甘，性微凉，具有清心醒脾，补脾止泻，养心安神之功效。适用于热毒壅盛引起的心烦、失眠等症。

（19）梨：味甘，性凉，具有清热解毒，生津止渴，润燥化痰之功效。适用于热盛伤津者食用。

（20）西瓜：味甘，性凉，具有清热生津，利水消肿之功效。适用于热病烦渴，口干舌燥等症。

（21）鸭肉：味甘、咸，性平，具有清热滋阴，利水消肿之功效。适用于热病烦渴，腹胀便秘，小便赤黄等症。

（二）盆腔病患者忌用食物

（1）忌食辛辣刺激性食物，如酒、浓茶、咖啡、辣椒等，否则会加重病情。

（2）湿热淤毒型盆腔炎宜食清热利湿、解毒化瘀的食物，忌食温补食物，如狗肉、羊肉、鹅肉、桂圆、红参、鹿角胶等，否则会出现带下黄稠、口苦、身热等现象。

（3）气滞血淤型盆腔炎宜食活血化瘀，行气止痛的食物，忌食生冷食物，如冷饮、寒性瓜果、凉拌菜等，否则会加重淤滞，导致病痛不止。

五、盆腔病患者的药膳调治

▲ 青皮红花茶 ▲

【原料配方】青皮10克，红花10克。

【制作方法】将青皮、红花拣去杂质，洗净。青皮晾干后切成丝，与红花同入砂锅，加水浸泡30分钟。煎煮30分钟，洁净纱布过滤。取滤汁放入容器。

【食疗功效】代茶，频饮。活血化瘀，理气止痛，适用于慢性盆腔炎气滞血瘀型，下腹疼痛如针刺，腰骶酸痛。

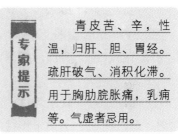

专家提示　青皮苦、辛，性温，归肝、胆、胃经。疏肝破气、消积化滞。用于胸肋脘胀痛，乳痈等。气虚者忌用。

▲ 茉莉花茶 ▲

【原料配方】茉莉花30克，桃仁10克，白糖适量。

【制作方法】将茉莉花、桃仁加适量沸水冲泡约20分钟，兑入白糖即可。

【食疗功效】早晚分食。疏肝理气，止痛，适用于慢性盆腔炎气滞血瘀型，下腹刺痛，易怒，精神抑郁者。

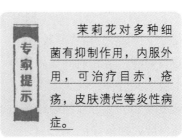

专家提示　茉莉花对多种细菌有抑制作用，内服外用，可治疗目赤，疮疡，皮肤溃烂等炎性病症。

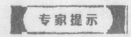 干姜艾叶红糖茶

【原料配方】干姜10克，艾叶20克，红糖适量。

【制作方法】将干姜、艾叶洗净，切碎，同放入砂锅。加水浸泡片，煎煮20分钟，用洁净纱布过滤，去渣留汁放回入砂锅。加入红，用小火煨煮溶化，拌匀即成。

> **专家提示**
>
> 艾叶味辛、苦，性温，有小毒，归肝、脾、肾经。阴虚血热者慎用艾叶。

【食疗功效】早晚分食。温经化湿，理气活血，适用于慢性盆腔炎寒湿凝滞型，下腹冷痛，或坠胀疼痛，如针刺，遇热痛减，腰骶酸痛等。

肉桂红茶

【原料配方】肉桂粉15克，白砂糖15克，红茶汁200毫升。

【制作方法】将肉桂粉、白砂糖用开水冲泡，再加入红茶汁即可。

> **专家提示**
>
> 肉桂味苦、辛，归肾、脾、心、肝经。阴虚火旺，里有实热，血热妄行出血及孕妇均禁服。

【食疗功效】代茶频饮。温经化湿，理气活血，适用于慢性盆腔炎寒湿凝滞型，下腹冷痛拒按，或坠胀疼痛，或如针刺，退热痛减等。

茴香红花茶

【原料配方】小茴香2克，红花10克。

【制作方法】将小茴香、红花分别拣去杂质，洗净，晾干。小茴香切碎，与红花同放入砂锅，加水浸泡30分钟，大火煮沸后，用中火煎煮30分钟，以洁净纱布过滤取汁，放入容器即成。

>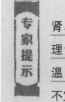
>
> **专家提示**
>
> 小茴香小茴香味辛，性温，归肾、膀胱、胃经，具有开胃进食，理气散寒之功效；红花味辛，性温，归心、肝经。有实热、虚火者不宜。

【食疗功效】代茶，频频饮用。活血化瘀，行气止痛。适用于气滞血瘀引起的慢性盆腔炎。

山楂红糖饮

【原料配方】山楂60克，红糖30克。

【制作方法】将山楂放入砂锅内，用文火煮5分钟，然后加入红糖，稍煮片刻即可。

【食疗功效】趁热饮服，早晚分食。活血化瘀，行气止痛，适用于慢性盆腔炎气滞血瘀型，下腹刺痛或胀痛，拒按，甚至有包块等。

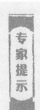

> **专家提示**
>
> 山楂味甘、酸，性微温，健胃消食，活血化瘀。孕妇禁食，易促进宫缩，诱发流产。

桂 皮 饮

【原料配方】桂皮6克，红糖12克。

【制作方法】将桂皮、红糖加水1000毫升，煎汤饮。

【食疗功效】早晚分食。活血化瘀止痛，适用于慢性盆腔炎气滞血瘀型，下腹疼痛如针刺，拒按，甚至有包块等。

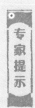

> **专家提示**
>
> 桂皮味辛、甘，性温，归脾、胃、肝、肾经。由于香味过重，用量不宜太多。

橘皮蛋清饮

【原料配方】荔枝核10克，橘皮20克，鸡蛋2只。

【制作方法】将荔枝核、橘皮洗净，晒干或烘干，研成极细末。将鸡蛋逐个磕开小裂口，滤流出蛋清盛入碗中，按顺时针方向连续搅打50次。将荔枝核、橘皮细末调入并加少许清水，再按顺时针方向连续搅打50次，使药末分布均匀。隔水用小火炖15分钟即成。

> **专家提示**
>
> 荔枝核味甘、微苦，性温。味辛而微苦，温，入脾、肺经。行气散结，祛寒止痛。

【食疗功效】早晚分服。活血化瘀，行气止痛，适用于慢性盆腔炎气滞血瘀型，下腹部疼痛如针刺，经前情志抑郁，乳房胀痛。

橘皮橘核橘络饮

【原料配方】橘皮30克，橘核50克，橘络10克，蜂蜜30克。

【制作方法】将橘皮、橘络分别洗净。橘皮晒干后切成细丝，与橘络同放入砂锅，加水浸泡片刻待用。将橘核洗净晒干后敲碎，倒入砂锅，拌和均匀。加适量清水，煎煮30分钟，用洁净纱布过滤。取滤汁放入容器，待其温热时加入蜂蜜拌匀即成。

【食疗功效】早晚分食。活血化瘀，理气止痛，适用于慢性盆腔炎气滞血瘀型，下腹部疼痛如针刺，甚有包块，经前情志抑郁，乳房胀痛。

玫瑰金橘饮

【原料配方】玫瑰花10克，金橘饼半个。

【制作方法】将玫瑰花洗净、晾干，与切碎的金橘饼同入有盖的杯。用沸水冲泡，加盖，闷15分钟即成。

【食疗功效】早晚分食。疏肝理气，解郁调经，适用于用于慢性盆腔炎气滞血瘀型，下腹胀痛或刺痛，经血多有块等。

> **专家提示**
>
> 玫瑰花辛甘而微温，既能疏肝解郁，理气和胃，又可化瘀止痛，行血调经，对气滞血瘀，月经不调，经行腹痛，以及肝气不和，胸胁胀痛，皆有疗效。此外，脾弱气虚者不宜多食，糖尿病患者、口舌碎痛、牙龈肿痛者忌食金橘。

荔枝核蜜饮

【原料配方】荔枝核30克，蜂蜜20克。

【制作方法】将荔枝核洗净晾干，敲碎后放入砂锅，加水浸泡片刻。煮30分钟，用洁净纱布过滤。取滤汁放入容器，待其温热时加蜂蜜拌匀即成。

【食疗功效】早晚分食。活血化瘀，理气止痛，适用于慢性盆腔炎气滞血瘀型，下腹疼痛不舒，心情郁，带下量多者。

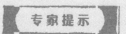

> 荔枝核味甘、微苦，性温。

丝瓜饮

【原料配方】丝瓜1个，白糖适量。

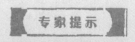

> 丝瓜味甘，性凉，清热化痰，凉血解毒。体虚内寒、腹泻者不宜多食。

【制作方法】将丝瓜洗净切片，加入适量水去渣取汁，加入白糖调味即可。

【食疗功效】早晚分食，清热解毒，适用于热毒壅盛引起的红肿热痛、烦渴、脓带腥臭味等。

▲ 刀豆生姜饮 ▲

【原料配方】老刀豆50克，生姜9克，红糖25克。

【制作方法】将刀豆、生姜洗净，一同放入锅中，加适量水。用中火煮约40分钟，加入红糖调味即可。

【食疗功效】早晚分服。温经化湿，理气活血，适用于慢性盆腔炎寒湿凝滞型，神疲乏力，腰骶冷痛，小便频数等。

▲ 红藤败酱草蜜饮 ▲

【原料配方】红藤30克，败酱草30克，蜂蜜30克。

【制作方法】将红藤、败酱草洗净入锅，加适量水。煎煮2次，每次30分钟，去渣取汁。待药汁转温后调入蜂蜜，搅匀即成。

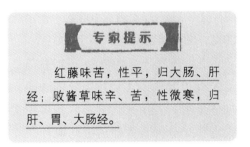

专家提示

红藤味苦，性平，归大肠、肝经；败酱草味辛、苦，性微寒，归肝、胃、大肠经。

【食疗功效】早晚分食。清热化湿，解毒活血，适用于慢性盆腔炎湿热瘀结型，下腹隐痛或腹痛拒按，经行或劳累时加重，带下增多、色黄黏稠有秽气。

▲ 月季花汤 ▲

【原料配方】月季花3~5朵，黄酒10克，冰糖适量。

【制作方法】将月季花洗净，加水150毫升，文火煎至100毫升，去渣。加冰糖及黄酒调味即可。

专家提示

月季花以初开花朵、完整、干燥、色鲜艳，气清香者为佳。

【食疗功效】早晚温服。理气开郁，活血祛瘀止痛，适用于慢性盆腔炎气滞血瘀型，下腹胀痛，经行腰腹疼痛加重，乳房胀痛等。

丝瓜豆腐瘦肉汤

【原料配方】丝瓜250克,猪瘦肉60克,豆腐(北)2块,葱花、盐、白糖、淀粉、香油各适量。

【制作方法】猪瘦肉切成薄片,加精盐、白糖、芡粉拌匀。将丝瓜去皮切片,豆腐切块。锅内加适量清水,用旺火煮沸,下入豆腐煮沸后放入肉片、丝瓜稍煮,至肉片、丝瓜熟后,加葱花、香油调味即成。

专家提示

北豆腐又称卤水豆腐,相比南豆腐质地要坚实一些。豆腐性偏寒,胃寒者和易腹泻、腹胀、脾虚者以及常出现遗精的肾亏者也不宜多食。

【食疗功效】益气和中、清热生津。适用于盆腔炎的辅助治疗。

苦菜萝卜汤

【原料配方】苦菜100克,金银花20克,蒲公英25克,青萝卜200克。

【制作方法】将苦菜、金银花、蒲公英、青萝卜(切片)分别洗净,加适量水。先用武火煮沸后,再用文火煮约30分钟。煮烂后去药取汁,并拣出萝卜即可。

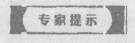

专家提示

苦菜味辛、苦,性微寒,归肝、胃、大肠经。清热解毒,收敛止痒。

【食疗功效】早晚分服,去药后吃萝卜喝汤。清热解毒,化瘀止痛。适用于急性盆腔炎瘀毒内壅型,症见下腹静疼痛拒按或胀满,热势起伏,带下量多、色黄、质稠、味臭等。

绿豆薏苡仁汤

【原料配方】绿豆60克,薏苡仁30克,白糖适量。

【制作方法】将绿豆、薏苡仁洗净,入锅中加适量水。先用武火煮沸后,再用文火煮约30分钟。至熟烂,加入白糖调味即可。

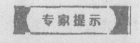

专家提示

绿豆味甘,性寒,归心、胃经。注意绿豆在铁锅中煮了以后会变黑。

【食疗功效】早晚分食,每日1剂,连服7天。活血化瘀,清热解毒,适用于适用于急性盆腔炎瘀毒内壅型，带下量多、色黄、质稠、味臭等。

马齿苋冬瓜汤

【原料配方】马齿苋100克，冬瓜100克，盐、醋、麻油等适量。

【制作方法】将马齿苋、冬瓜洗净，入锅中。加适量水，先用武火煮沸后，再用文火煮约30分钟。至熟烂后加盐、醋、麻油调味即可。

【食疗功效】饮汤食菜，每日1次，连服3~5天。清热祛湿，解毒止痛，适用于用于急性盆腔炎瘀毒内壅型。

专家提示

马齿苋性味酸寒，归大肠、肝经。有清热、解毒、凉血止血、利尿通淋等作用。

荠马汤

【原料配方】荠菜100克，马齿苋100克，盐、醋、麻油等适量。

【制作方法】将荠菜、马齿苋洗净，入锅中。加适量水，先用武火煮沸后，再用文火煮约30分钟。至熟烂后加盐、醋、麻油调味即可。

【食疗功效】饮汤食菜，每日1次，连服3~5天。清热祛湿，解毒止痛，适用于适用于急性盆腔炎瘀毒内壅型，下腹部疼痛拒按，热势起伏，寒热往来等。

专家提示

荠菜味甘、淡，性微寒，凉血止血，利尿除湿。马齿苋性味酸寒，归大肠、肝经。有清热、解毒、凉血止血、利尿通淋等作用。

绿豆芽汁白糖汤

【原料配方】绿豆芽50克，白糖少许。

【制作方法】将绿豆芽绞汁，加白糖冲服即可。

【食疗功效】每日3次，连服3~5天。清热祛湿，适用于急性盆腔炎瘀毒壅盛型，症见带下量多，色黄、质稠、味臭等。

专家提示

绿豆芽味甘，性凉，清热消暑；解毒利尿。

三皮绿豆汤

【原料配方】西瓜皮100克，冬瓜皮100克，黄瓜发100克，绿豆100克。

【制作方法】将西瓜皮、冬瓜皮、黄瓜皮洗净，切丝，如适量水于锅中，再放入绿豆。先用武火煮沸后，再用文火煮约30分钟即可。

【食疗功效】每日3次，连服3～5天。清热祛湿，解毒止痛。适用于急性盆腔炎瘀毒内壅型，下腹部疼痛拒按，热势起伏，寒热往来，大便燥结，小便赤黄等。

油菜鸡蛋汤

【原料配方】油菜50克，鸡蛋2只，猪肉100克，食用油、葱、姜、精盐、味精适量。

【制作方法】将油菜洗净切段，猪肉洗净切丝。鸡蛋打入碗中搅匀，起锅加入适量油。待油热后，加葱、

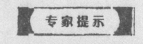

专家提示

油菜味甘、辛，性凉，可滑胃，通结气，利大小便。

姜炝锅。放入油菜翻炒，加入猪肉。加适量水，先用武火煮沸，打入鸡蛋，再用文火煮约30分钟，加入精盐、味精调味即可。

【食疗功效】早晚分食。清利湿热，解毒止痛，适用于急性盆腔炎瘀毒内壅引起的下腹胀或疼痛拒按，带下增多等。

冬瓜薏苡仁汤

【原料配方】冬瓜250克，薏苡仁40克，精盐、味精、食用油、葱、姜适量。

【制作方法】将冬瓜洗净切成小块，薏苡仁洗净。起锅，放少许油。待油热后，加葱、姜炝锅，放入冬瓜、薏苡仁翻炒。加适量水，先用武火煮沸后，再用文火煮约30分钟。加入精盐调味即可。

【食疗功效】早晚分食。清热利湿，解毒止痛。适用于急性盆腔炎瘀毒内壅型，下腹部疼痛拒按，小便短赤等。

马齿苋鸡蛋汤

【原料配方】马齿苋50克，鸡蛋2只，猪肉100克，葱、姜、食用油、精

盐、味精适量。

【制作方法】将马齿苋洗净切段，猪肉洗净切丝。鸡蛋打入碗中搅匀，起锅加入适量油。待油热后，加葱、姜炝锅。放入油菜翻炒，加入猪肉。加适量水，先用武火煮沸，打入鸡蛋，再用文火煮约30分钟，加入精盐、味精调味即可。

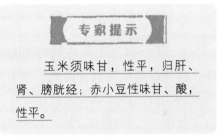

专家提示

马齿苋性味酸寒，归大肠、肝经。有清热、解毒、凉血止血、利尿通淋等作用。

【食疗功效】早晚分食。清热祛湿，解毒止痛。适用于急性盆腔炎瘀毒内壅型引起的带下黄臭、量多，腹胀满，小便不利等。

▲ 赤小豆玉米须汤 ▲

【原料配方】玉米须50克，赤小豆100克，白糖适量。

【制作方法】将玉米须洗净、切碎，与洗净的赤小豆同入锅中，加适量水。用武火煮沸后，改用文火煮30分钟。至粥熟，加入适量白调匀即可食用。

专家提示

玉米须味甘，性平，归肝、肾、膀胱经；赤小豆性味甘、酸，性平。

【食疗功效】早晚分食。清热利湿，化瘀止痛，适用于慢性盆腔炎湿热瘀结型，下腹隐痛或腹痛拒，带下增多、色黄黏稠、有秽气，小便黄赤等。

▲ 银花冬瓜仁蜜汤 ▲

【原料配方】冬瓜子仁20克，金银花20克，蜂蜜50克。

【制作方法】先煎金银花，去渣取汁。再用药汁煎冬瓜子仁15分钟后，加入蜂蜜即可。

【食疗功效】早晚分食。清热解毒，散瘀止痛，适用于慢性盆腔炎湿热瘀结型，腹痛拒按，带下增多、色黄黏稠、有秽气，小便赤涩。

▲ 苡仁鸭肉汤 ▲

【原料配方】薏苡仁20克，黄瓜30克，鸭肉50克，食用油、精盐适量，葱、姜适量。

【制作方法】将薏苡仁、黄瓜洗净，黄瓜切成细片备用。鸭肉放锅中去血水后捞出，切成块状。将薏苡仁、鸭肉同放入砂锅中。待油热后，加入葱、姜翻炒一下，然后加水用大火煮沸，去除浮沫后改用文火。炖约1小时后鸭肉烂熟，加入黄瓜、盐，煮5分钟即可。

> **专家提示**
>
> 鸭肉味甘、咸，性平，归肺、脾、肾经。利水消肿，清热解毒。

【食疗功效】当菜佐餐，随意食用。清热解毒，散瘀止痛，适用于慢性盆腔炎湿热瘀结型，带下增多、色黄黏稠、有秽气，大便溏或便结，小便黄赤等。

龟苓汤

【原料配方】乌龟1只，猪瘦肉100克，鲜土茯苓500克。

【制作方法】将鲜土茯苓去皮洗净，切片。乌龟用沸水烫死，去壳及内脏后切成小块。猪瘦肉洗净。一起放入砂锅中，加清水适量，大火煮沸后，文火煮3小时，调味即可。

> **专家提示**
>
> 又称龟、水龟、金龟。捕获后，杀死（去头）或煮死，剔除龟甲、内脏，取肉用。乌龟肉营养丰富，含丰富蛋白质、脂肪、维生素、微量元素等。龟肉具有除湿痹，补阴虚，滋肾水，止血，解毒之功效。

【食疗功效】佐餐，随意食用。清热利湿，化瘀止痛，适用于慢性盆腔炎湿热瘀结型，下腹隐痛，经行或劳累时加重，带下增多、色黄黏稠、有秽气。

芹菜豆腐汤

【原料配方】芹菜30克，豆腐3块，桃仁10克，葱、姜、盐适量。

【制作方法】将芹菜洗净切段，豆腐切块，与桃仁一同放入锅中。适量水，中火煮约20分钟，再入盐等佐料即可。

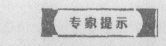

> **专家提示**
>
> 芹菜味甘、辛，性凉，具清热利湿，平肝健胃之功效。

【食疗功效】当菜佐餐，随意食用。清热利湿，化瘀止痛，适用于慢性盆腔炎湿热瘀结所致的烦渴、带下黄赤、便短赤、大便秘结等。

▲ 薏苡仁陈皮鸭肉汤 ▲

【原料配方】鸭肉250克，薏苡仁30克，莲子30克，陈皮6克，生4片。

【制作方法】将鸭肉洗净，切片。将全部用料一起放入锅中，加清水适量。武火煮沸，文火煮约2小时，调味即可。

【食疗功效】饮汤食肉，当菜佐餐，随意食用。清热利湿，化瘀止痛，适用于慢性盆腔炎湿热瘀结所致的带下量多、有异味，小便短赤，大便秘结。

▲ 姜椒羊肉汤 ▲

【原料配方】羊肉250克，生姜3片，花椒，大料少许。

【制作方法】将羊肉洗净切片，与生姜、花椒、大料一同放入砂锅内，加适量水，先用武火煮沸后，再用文火煮约1小时。煮至肉烂熟后，加盐等调味即可。

【食疗功效】早晚分食。温经化湿，理气活血，适用于慢性

专家提示

羊肉味甘，性温，归脾、肾经。暑热天或发热病人慎食之；水肿、骨蒸、疟疾、外感、牙痛及一切热性病症者禁食。

盆腔炎寒湿凝滞型，腰及小腹冷痛。经行量少、色黯，月经后期量少有块，带下清稀量多。神疲乏力，腰骶冷痛，小便频数等。

▲ 核桃莲子粥 ▲

【原料配方】核桃仁、桂圆、莲子各20克，大米50克。

【制作方法】将大米洗净，加入适量水，与其他配料一并放入锅中，煮熟成粥即可。

【食疗功效】补中益气、养心安神，适用于盆腔炎患者的辅助治疗。

专家提示

核桃补肾、健脑、益智。核桃中所含的微量元素锌和锰是脑垂体的重要成分，常食有益于脑的营养补充，有健脑益智作用。莲子米健脾利湿，对夏季湿盛引起的头身困重、胸腹痞闷有改善，且具有较好的补养心血、安神定志从而改善虚弱及劳心过度者的睡眠质量。

槐花瓜仁粥

【原料配方】槐花9克，薏米30克，冬瓜子仁20克，粳米60克。

【制作方法】先把槐花、冬瓜子仁加水煎汤，去渣后再放入薏米、粳米同煮成粥。

【食疗功效】每天1剂，共服7～8次。健脾补肾。适用于盆腔炎患者的辅助治疗。

> **专家提示**
>
> 槐花味苦、性微寒，归肝、大肠经。入血敛降，体轻微散；具有凉血止血，清肝泻火的功效。

金银花绿豆粥

【原料配方】金银花10克，绿豆30克，粳米100克。

【制作方法】将金银花洗净，用中火煎煮45分钟，去渣取汁。将粳米、绿豆淘洗干净放入锅中，再文火煮30分钟成粥，加入适量白糖调匀即可。

【食疗功效】早晚分食，清热解毒，散瘀止痛。适用于热毒壅盛引起的急性盆腔炎，症见高热寒战、腹痛拒按、带下黄浊、口干舌燥、小便黄赤等。

荸荠鸭肉粥

【原料配方】荸荠4个，鸭肉20克，粳米100克，精盐适量。

【制作方法】将荸荠拣去杂质洗净，切成细块，鸭肉洗净切成细块。将粳米淘洗干净。一同放入锅中，加适量水，用中火煮沸，再用文火煮约1小时，加入适量精盐调匀即可食用。

【食疗功效】早晚分食，清热解毒，凉血止痛。用于热毒壅盛引起的急性盆腔炎，腹痛拒按、带下黄浊等。

> **专家提示**
>
> 荸荠味甘，性寒，归肺、脾、胃经。清热，解毒，止血。

银花雪梨粥

【原料配方】金银花15克，粳米100克，梨1个，白糖适量。

【制作方法】将金银花洗去杂质，加适量水，用中火煎煮45分钟，去渣取汁。雪梨洗净去皮切块，与粳米一同放入锅中，加入金银花汁，煮30分钟成粥。加入适量白糖调匀即可食用。

【食疗功效】早晚分食。清热解毒，用于热毒壅盛引起的急性盆腔炎，症见发热、下腹坠胀疼痛、口干舌燥、小便黄赤等。

荸荠梨粥

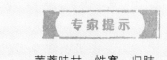

【原料配方】荸荠100克，梨1个，粳米100克，白糖适量。

【制作方法】将荸荠、梨洗净去皮，将粳米淘洗干净，一同放入砂锅内，加适量水。先用武火煮沸后，再用文火煮约40分钟至熟烂即可。

> **专家提示**
>
> 荸荠味甘，性寒，归肺、脾、胃经。清热，解毒，止血。

【食疗功效】早晚分食。清热解毒，用于热毒壅盛引起的急性盆腔炎，症见高热不退；辗转不安，面部潮红。

雪梨绿豆粥

【原料配方】雪梨1个，绿豆15克，粳米60克，白糖适量。

【制作方法】将雪梨洗净去皮，将粳米、绿豆淘洗干净，入砂锅内，加适量水，先用武火煮沸后，再用文火煮约40分钟，至熟烂加入白糖调味即可。

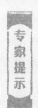

> **专家提示**
>
> 雪梨味甘、微酸，性凉，归肺、胃经。具有清热生津，润燥化痰之功效，但大便稀薄、容易腹泻者和咳嗽痰白稀者不宜食用。

【食疗功效】早晚分食。清热解毒，凉血止痛，适用于热毒壅盛引起的急性盆腔炎，症见高热寒战、腹痛拒按、腰骶酸痛或脓带腥臭等。

野菊花粥

【原料配方】野菊花20克，粳米100克，白糖适量。

【制作方法】将野菊花洗净，粳米淘洗干净，入砂锅内。加适量水，先用武火煮沸后，再用文火煮约40分钟，至熟烂加入白糖调味即可。

> **专家提示**
>
> 野菊花味苦、辛，性微寒。清热解毒；疏风平肝。菊花容易发霉，长虫，食用时应注意。

【食疗功效】早晚分食。清热解毒，适用于高热烦渴、咽喉肿痛、眼睛红肿等。

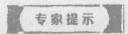 藕片瘦肉粥

【原料配方】鲜藕30克，猪瘦肉100克，粳米100克，精盐、味精、葱、姜适量。

【制作方法】将猪肉洗净切成细小块，鲜藕洗净切细片，粳米淘洗干净。加适量水，放入生姜、葱。先用武火煮沸后，再用文火煮约1小时。至肉熟烂后，加入精盐调味即可。

> **专家提示**
>
> 藕味甘，性凉，具有凉血、散淤之功效。煮藕时忌用铁器，以免引起食物发黑。

【食疗功效】早晚分食。清热解毒，用于热病烦渴，高热，小便不利等。

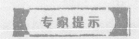 芹菜瘦肉粥

【原料配方】芹菜30克，猪瘦肉100克，粳米100克，精盐、味精、葱、姜适量。

【制作方法】将猪瘦肉洗净切成细小块，芹菜洗净切小段，粳米淘洗干净。加适量水，放入生姜、葱。先用武火煮沸后，再用文火煮约1小时。至肉熟烂后，加入精盐、味精调味即可。

> **专家提示**
>
> 芹菜性味甘、苦、微寒，具有清热利湿，平肝凉血之功，且有较好的降压作用。

【食疗功效】早晚分食。清热解毒，适用于热病烦渴、高热、带下黄油、小便不利等。

 赤小豆粥

【原料配方】赤小豆30克，粳米100克，白糖适量。

【制作方法】将赤小豆、粳米洗净，加适量水，同放入锅中。先用武火煮沸后，再用文火煮约30分钟，加

> 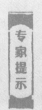**专家提示**
>
> 赤小豆味甘，性平，归心、小肠经，具有利湿消肿，润肠通便，清热退黄、解毒排脓之功效。阴虚而无湿热者及小便清长者忌食赤小豆。

入适量白糖调匀即可食用。

【食疗功效】早晚分食。清热祛湿，解毒止痛。适用于急性盆腔炎瘀毒内壅型，下腹部疼痛拒按，带量多、色黄、质稠、味臭秽，小便短赤等。

荠菜马齿苋粥

【原料配方】荠菜100克，马齿苋100克，粳米100克，白糖适量。

【制作方法】先将荠菜、马齿苋洗净切碎，再将淘洗干净的粳米同入锅中。先用武火煮沸后，再用文火煮约30分钟，加入适量白糖调匀即可食用。

【食疗功效】早晚分食。清热祛湿，解毒止痛，适用于急性盆腔炎瘀毒内壅型，下腹部疼痛拒按，热起伏，寒热往来等。

> **专家提示**
>
> 荠菜味甘，性平，微寒，归心、肝、脾经。能凉血止血，利尿除湿，清肝明目。

苋菜粥

【原料配方】鲜苋菜50克，粳米100克，精盐适量。

【制作方法】将苋菜洗净切段，和淘洗干净的粳米同入锅中。先用火煮沸后，再用文火煮约30分钟。加入适量精盐即可。

【食疗功效】早晚分食。清热解毒，适用于急性盆腔炎瘀毒内壅型。

> **专家提示**
>
> 苋菜味微甘，性凉，归肺、大肠经。清热利湿，凉血止血。

冬瓜白果粥

【原料配方】冬瓜50克，白果10克，粳米100克，精盐适量。

【制作方法】将冬瓜洗净切片，将白果、粳米淘洗干净。同入锅内，适量水。先用武火煮沸后，再用文火煮约30分钟，加入适量精调匀即可食用。

> **专家提示**
>
> 冬瓜味甘、淡，性凉，具有清热化痰，除烦止渴之功效。白果味苦涩，性平，具有收敛固涩作用。多食白果可引起中毒。

【食疗功效】早晚分食。清热祛湿，止痛止带，适用于急性盆腔炎瘀毒内壅型。

冬瓜桃仁猪肉粥

【原料配方】冬瓜50克，桃仁10克，粳米100克，猪肉100克，葱、姜、精盐适量。

【制作方法】将冬瓜洗净切片，将桃仁、粳米淘洗干净，猪肉切丝。同入锅中，加适量水。先用武火煮沸后，再用文火煮约30分钟。加入适量精盐调匀即可食用。

> **专家提示**
>
> 桃仁中含有苦杏仁苷、苦杏仁酶等化学成分，孕妇慎用。

【食疗功效】早晚分食。清热祛湿，解毒止痛。适用于急性盆腔炎瘀毒内壅型。

鸡冠花鸡蛋粥

【原料配方】鸡冠花30克，鸡蛋2只，粳米100克，葱、姜、精盐、植物油适量。

【制作方法】将鸡冠花洗净切段，鸡蛋打入碗中搅匀。起锅加入适量油。待油热后，加葱、姜炝锅，放入鸡冠花翻炒。加适量水，先用武火煮沸，打入鸡蛋，再用文火煮约30分钟。加入精盐调味即可。

> **专家提示**
>
> 鸡冠花味甘、涩，性凉，归肝、大肠经。收敛止血，止带，止痢。

【食疗功效】早晚分食。清热祛湿，解毒止痛。用于急性盆腔炎瘀毒内壅型。

马齿苋粥

【原料配方】马齿苋30克，薏苡仁20克，粳米60克。

【制作方法】将马齿苋洗净，切成小段。将粳米洗净放锅中，加入马齿苋、薏苡仁、水适量，用中火煎煮

> **专家提示**
>
> 马齿苋味甘、酸，性寒，归心、肝、脾、大肠经。马齿苋有堕胎的作用，孕妇，尤其是有习惯性流产者应禁食。

约45分钟即可食用。

【食疗功效】早晚分食。清热利湿、化瘀止痛，适用于慢性盆腔炎湿热瘀结所致的带下增多、色黄黏稠、有秽气，大便溏，小便黄赤。

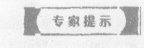

马齿苋瘦肉粥

【原料配方】马齿苋30克，猪瘦肉100克，粳米100克，葱、姜、精盐、味精适量。

【制作方法】将猪肉洗净切成小块，马齿苋洗净切小段，粳米淘洗干净。加适量水，放入生姜、葱。先用武火煮沸后，再用文火煮约1小时。至肉熟烂后，加入精盐调味即可。

> **专家提示**
>
> 孕妇，尤其是有习惯性流产者应禁食。

【食疗功效】早晚分食。清热祛湿，解毒止痛。带下量多、黄臭，脘腹胀满等。

桃仁白果莲子粥

【原料配方】桃仁10克，白果10枚，莲子20克，粳米100克，白糖适量。

【制作方法】将桃仁、白果、莲子分别洗净，与淘洗干净的粳米一起放入锅中，加适量水。先用武火煮沸，再用文火煮约40分钟。加入白糖调味即可。

> **专家提示**
>
> 孕妇慎用。

【食疗功效】早晚分食。活血化瘀，理气止痛，适用于慢性盆腔炎气滞血瘀型，下腹刺痛，腰骶酸痛，腹胀便秘，带下增多、色黄或白。

萝卜苦菜粥

【原料配方】萝卜30克，苦菜20克，粳米100克，白糖适量。

【制作方法】将萝卜、苦菜洗净切片，与淘洗干净的粳米同入锅中。加适量水，用武火煮沸后，改用文火煮30分钟。至粥熟，加入适量白糖调

> **专家提示**
>
> 苦菜味辛、苦，性微寒，归肝、胃、大肠经。具有清热解毒，凉血，消痈排脓，祛瘀止痛之功效。

匀即可食用。

【食疗功效】早晚分食。清热利湿，化瘀止痛，适用于慢性盆腔炎湿热瘀结型，下腹隐痛或腹痛拒按，热势起伏，经行或劳累时加重，带下增多、色黄黏稠有秽气等。

赤小豆扁豆花粥

【原料配方】赤小豆50克，扁豆花15克，粳米100克，白糖适量。

【制作方法】将赤小豆、扁豆花用水浸透，和淘好的粳米一同入锅，用武火煮沸后，改用文火煮30分钟。至粥熟，加入适量白糖调匀即可食用。

【食疗功效】早晚分食。清热利湿，化瘀止痛，适用于慢性盆腔炎湿热瘀结型，下腹隐痛或腹痛拒按等。

> **专家提示**
>
> 赤小豆性味甘、酸，平；扁豆花味甘，淡平，归脾、胃、大肠经。解暑化湿，和中健脾。

紫苋粥

【原料配方】新鲜紫苋100克，粳米100克，白糖适量。

【制作方法】将新鲜紫苋、粳米洗净，加适量水。先用武火煮沸后，用文火煮30分钟。至粥熟，加入适量白糖调匀即可食用。

【食疗功效】早晚分食。清热利湿，化瘀止痛，适用于慢性盆腔炎湿热瘀结型，下腹隐痛或腹痛拒，热势起伏，经行或劳累时加重，小便赤涩等。

> **专家提示**
>
> 紫苋味甘，性冷，具有清热、利窍、消除虫毒之功效。脾弱便溏者及孕妇慎服。

姜末粥

【原料配方】粳米30克，姜末6克，精盐适量。

【制作方法】将粳米淘洗干净，姜切细末，一起放入锅中。加适量水，用中火煮约40分钟，加入精盐适

> **专家提示**
>
> 姜味辛，性温，开胃止呕，发汗解表。凡属阴虚火旺、目赤内热者，不宜长期食用生姜。此外，鲜姜洗干净后即可切丝分片，不用削皮。

量即可。

【食疗功效】早晚分食。温经化湿，理气活血，适用于慢性盆腔炎寒湿凝滞型，下腹冷痛，神疲乏力，骶冷痛等。

肉苁蓉羊肉粥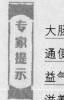

【原料配方】肉苁蓉15克，羊肉100克，粳米50克，葱、姜适量。

【制作方法】将肉苁蓉加水煎汁，煮烂后去渣留汁。将羊肉切片后入药汁，再加水煮烂羊肉。然后加粳米，加水如常法煮粥。煮至开汤稠，加入少许葱、姜。熟后温热服用。

专家提示 肉苁蓉味甘、咸，性温，归肾、大肠经，具有补肾阳，益精血，润肠通便等功效。羊肉味甘，性温。具有益气血，补虚损，温元阳，御风寒，滋养强壮之功效。患有高血压病，或平素肝火偏旺，虚火上升之人慎食。

【食疗功效】早晚分食。温经化湿，理气活血，适用于慢性盆腔炎寒湿凝滞型，下腹冷痛，或坠胀疼，或如针刺，遇热痛减，腰骶酸痛，大便秘结等。

艾叶桃仁粥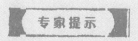

【原料配方】艾叶10克，桃仁15克，粳米60克，红糖30克。

【制作方法】将桃仁打碎，与洗净的艾叶同入锅中，加适量水，煎煮40分钟，去渣取汁。粳米洗净后入锅煮成稠粥，加入红糖调味即可。

专家提示

艾叶味辛、苦，性温，有小毒，归肝、脾、肾经。阴虚血热者慎用艾叶。

【食疗功效】早晚分食。温经化湿，理气活血，适用于慢性盆腔炎寒湿凝滞型，下腹冷痛拒按，或坠胀疼痛，遇热痛减，月经不调等。

桃仁羊肉粥

【原料配方】桃仁20克，羊肉30克，粳米100克，精盐适量。

【制作方法】将桃仁洗净，羊肉洗净切成细丝，将粳米淘洗干净。一同入锅，加适量水，用中火煎煮45分钟，再煮30分钟成粥。加入适量精盐调匀即可食用。

【食疗功效】早晚分食。温经化湿，理气活血，适用于慢性盆腔炎寒湿凝滞型，下腹冷痛拒按，或坠胀疼痛或如针刺，遇热痛减，月经不调等。

专家提示

桃仁中含有苦杏仁苷、苦杏仁酶等化学成分，孕妇慎用。

▲ 天仙藤白果莲子粥 ▲

【原料配方】天仙藤20克，白果10枚，莲子30克，粳米100克。

【制作方法】将天仙藤拣去杂质，洗净，晒干或烘干，切成碎小段，放入纱布袋，扎紧袋口，备用。将白果、莲子分别洗净，放入温开水中浸泡30分钟，白果去心，莲子泡发透，与淘洗干净的粳米同放入砂锅，加适量水，先用大火煮沸，放入天仙藤药袋，再用小火煨煮40分钟，取出药袋，滤尽药汁，继续用小火煨煮至白果、莲子烂熟，粥黏稠即成。

专家提示

天仙藤别名都淋藤、三百两银、香藤等。天仙藤味苦，性温，归肝、脾、肾经，具有行气化湿，活血止痛，利水消肿之功效。体虚者慎服。

【食疗功效】早晚分食。活血化瘀，补虚止痛。适用于气滞血瘀引起的慢性盆腔炎。

▲ 萝卜瘦肉羹 ▲

【原料配方】桃仁15克，薏苡仁30克，青萝卜100克，猪瘦肉丝30克，食用油、葱、精盐、淀粉适量。

【制作方法】将桃仁洗净，入锅。加适量水，煎煮45分钟，取药汁备用。将萝卜洗净，切成小块备用。将肉丝、萝卜分别用油炒热，加入药汁及葱、盐，慢熬至肉丝、萝卜烂熟。加入适量味精调味，用淀粉稍煮制成羹，即可食用。

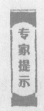

专家提示

核桃仁味甘，性温，归肾、肺、大肠经；薏苡仁味甘、淡，性微寒，归脾、胃、肺经；萝卜味甘，性平，归肺、脾经；瘦猪肉味甘、咸，性平，归脾、肾经。

【食疗功效】当菜佐餐，随意食用。理气开郁、活血祛瘀止痛，用于慢性盆腔炎气滞血瘀型，下腹胀痛，刺痛拒按，食欲不振等。

芹菜拌白菜梗

【原料配方】芹菜250克，鲜白菜梗250克，麻油、盐、味精适量。

【制作方法】将芹菜、鲜白菜梗洗净切片，一起放入热水中煮片刻，捞出。冷却后放入盘中，加适量庶麻油、盐、味精拌匀即成。

专家提示

芹菜性味甘、苦、微寒，具有清热利湿，平肝凉血之功，且有较好的降压作用。白菜微寒、味甘，性平，归肠、胃经。

【食疗功效】当冷菜随意食用。清热解毒，适用于热毒壅盛所致的高热烦渴等。

菊花草鱼

【原料配方】草鱼1尾（约重500克），白菊花20克，冬笋50克。火腿、菜心、姜片、葱段、精盐、料酒、味精、肥肉膘各适量。

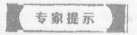

专家提示

草鱼味甘、性温，归肝、胃经。具有暖胃和中、平降肝阳之功效。

【制作方法】将草鱼去鳞、鳃、内脏，洗净，鱼身两边剞上直刀绞，入沸水烫去血污，放入汤碗中。笋切成片，火腿切成片，菜心洗净。鱼碗中加姜片、葱段、肥肉膘、精盐、料酒、白菊花（一半）、少许水，上笼蒸熟，去掉葱姜、菊花，把汤汁倒锅中烧沸，加笋片、火腿片、菜心烧开，加味精，浇到鱼身上，撒上另一半菊花即成。

【食疗功效】补气益神，解毒清热 适用于盆腔炎的辅助治疗。

豆豉青鱼

【原料配方】青鱼750克，豆豉50克，葱节、姜片、精盐、鸡精、酱油、白糖、胡椒粉、白醋、辣椒油、水淀粉、料酒、植物油各适量。

【制作方法】青鱼清洗干净，往鱼身两面划上直刀纹，然后用姜片、葱节、盐、料酒、胡椒粉等拌匀腌渍入味。热锅，下素油烧至约200℃，将青鱼两面煎黄后捞出，原锅留余油，投入葱、姜、豆豉煸炒，出香味后，烹入料酒，加入盐、白糖、鸡精、胡椒粉，煮开后下入青鱼，约25分钟后待沥汁变稠时，用水淀粉勾芡，加入白醋、辣椒油即可。

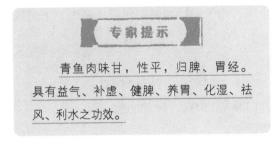

专家提示

青鱼肉味甘，性平，归脾、胃经。具有益气、补虚、健脾、养胃、化湿、祛风、利水之功效。

【食疗功效】滋阴生津，醒脾利胃，润肺止咳，化湿利水，适用于湿热型盆腔炎。

滑溜鱼片

【原料配方】鱼肉（青鱼或黑鱼）300克，红椒2个，鸡蛋1个（用蛋清），葱花、姜末、香菜、食盐、酱油、色拉油、白糖、料酒、水淀粉各适量。

专家提示

鱼片下锅前基本已炸熟，所以下锅大火翻炒几下即可。

【制作方法】鱼肉斜刀切片（顺着鱼肉的纹路切，不会切到鱼刺，鱼肉也不会散）；姜蒜切片，葱切断；红椒切斜块。鱼肉加淀粉，半只蛋清，胡椒粉，料酒少许，盐，拌匀入味，腌制十分钟。锅内烧油至六成热，下鱼片，炸至刚刚变色发白立即捞出，控在盘内。剩余的油烧热，下葱姜蒜花椒，炒香，下红椒，加少许盐、料酒、水淀粉，大火将汤汁烧沸，下鱼片，颠锅，炒匀。下香菜段，翻炒几下即可盛盘。

【食疗功效】滋阴生津，化湿利水，适用于湿热型盆腔炎。

凉拌黄花菜

【原料配方】黄花菜100克，精盐适量，调味品适量。

【制作方法】将黄花菜在温水中浸泡30分钟，用清水洗净，故入煮沸的水中焯一下，捞出，放冷水中洗净，加入精盐、调味品即可食用。

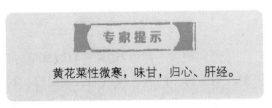

专家提示

黄花菜性微寒，味甘，归心、肝经。

【食疗功效】当菜佐餐，随意食用。清热解毒，适用于热毒壅盛引起的心烦不安，小便短赤不利等。

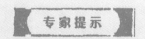 黄瓜拌木耳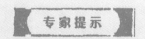

【原料配方】黄瓜2根，黑木耳20克，醋、盐、味精、香油适量。

【制作方法】将黄瓜洗净，切成细丝，黑木耳在水中浸泡1小时，淘洗干净，一同放入盘中，加入醋、盐、味精、香油等调味即可。

专家提示

黄瓜味甘，性凉，归胃、膀胱经；黑木耳性平，味甘，归胃、大肠经。

【食疗功效】当菜佐餐，随意食用。清热解毒，适用于盆腔炎热毒壅盛型，症见带下黄浊或脓带腥臭，腹胀便秘、小便不利等。

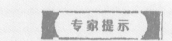 红花苏木乌鸡蛋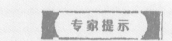

【原料配方】乌鸡蛋3只，红花6克，苏木15克。

【制作方法】将红花、苏木共研细末。乌鸡蛋上打一小口，取出少量蛋清。将药末分装蛋内，用白纸封口，上笼蒸8～10分钟即成。

专家提示

乌鸡蛋，富含多种微量元素，有机钙含量较高，胆固醇极低。

【食疗功效】行经前每日早晨食蛋3个，黄酒送下。活血化瘀，行气止痛，适用于慢性盆腔炎气滞血瘀型，下腹刺痛，经行腰腹疼痛加重，经血量多有块。

桃 仁 饼

【原料配方】桃仁20克，面粉200克，麻油30克。

【制作方法】桃仁研成极细粉，与面粉充分拌匀，加沸水100毫升揉透后冷却。擀成长方形薄皮子，涂上麻油，卷成圆

专家提示

桃仁味苦、甘，性平，归心、肝、大肠经，具有活血祛瘀，润肠通便之功效。孕妇慎用。

筒形。用刀切成段，擀成圆饼，在平底锅上烤熟即可。

【食疗功效】早晚餐随意服食，每次2块。理气活血，散瘀止痛，适用于慢性盆腔炎气滞血瘀型，下腹疼痛如针刺，腰骶疼痛。

桃仁肉桂香饼

【原料配方】桃仁20克，肉桂3克，面粉200克，麻油30克。

【制作方法】将桃仁、肉桂分别洗净，晒干或烘干，研成极细粉，与面粉充分拌和均匀，倒在工作台板上，加沸水100毫升，快速拌和揉透后，摊开让其冷却，随后搓成长条，擀成长方形薄皮子，涂上麻油，把它卷拢成圆筒形，用刀切成每段重约30克的小段，竖起（刀切口面朝上）按扁后，擀成直径约5厘米的圆饼生坯。平底锅置火上，烧热，在饼上刷些植物油，随后放入锅底面上，用小火烙至两面呈金黄色，取出装盘即可。

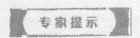

专家提示

桃仁中含有苦杏仁苷、苦杏仁酶等化学成分，孕妇慎用。

【食疗功效】当点心食用，每日3次，每次2块。活血化瘀，行气止痛。适用于气滞血瘀引起的慢性盆腔炎。

苏叶木耳炒鸡蛋

【原料配方】苏叶、黑木耳各30克，鸡蛋2只，调料适量。

【制作方法】将苏叶、黑木耳分别洗净。将鸡蛋打入碗中。锅内放少许油，如常法炒菜即可。

专家提示

苏叶为辛，性微温，具有散寒解表，宣肺止咳，理气和中，安胎，解毒之功效。

【食疗功效】当菜佐餐，随意食用。活血祛瘀，理气止痛，适用于慢性盆腔炎气滞血瘀型，下腹胀痛，刺痛拒按，甚至有包块等。

青萝卜炒肉

【原料配方】青萝卜1个，猪瘦肉50克，食用油、精盐、调料适量。

【制作方法】将萝卜洗净切碎，猪瘦肉切成丝。锅内放少许油，如常法炒熟，加入精盐、调料适量即可食用。

【食疗功效】当菜佐餐，随意食用。清热利湿，消食导滞，适用于慢性盆腔炎湿热瘀结型。

> **专家提示**　青萝卜肉质致密，色呈淡绿色，水多味甜、微辣，是著名的生食品种，人称"水果萝卜"。青萝卜还具有药用价值，有消积、祛痰、利尿、止泻等效用。阴盛偏寒体质、脾胃虚寒者不宜多食。

扁豆花煎鸡蛋

【原料配方】扁豆花30克，鸡蛋2只，盐少许。

【制作方法】将鸡蛋打入碗中，与扁豆花拌匀。锅内下油煎炒，撒盐少许即可。

【食疗功效】早晚分食。清热利湿，化瘀止痛，适用于慢性盆腔

> **专家提示**　扁豆花为豆科植物扁豆的花，7～8月间采收未完全开放的花，晒干备用。扁豆花味甘，淡平，归脾、胃、大肠经，解暑化湿，和中健脾。

炎湿热瘀结型，下腹隐痛拒按，热势起伏，经行或劳累时加重，带下增多、色黄黏稠、有秽气等。

芹菜拌木耳

【原料配方】芹菜30克，黑木耳20克，精盐、麻油、味精适量。

【制作方法】将芹菜洗净切段，黑木耳在水中浸泡约30分钟洗净。盛起放入盘中，加入精盐、味精、麻油调味即可。

【食疗功效】当菜佐餐，随意

> **专家提示**　芹菜性味甘、苦、微寒，具有清热利湿，平肝凉血之功，且有较好的降压作用。黑木耳味甘，性平，有益气补血、润肺镇静、凉血止血等功效。孕妇不宜多食。

食用。清热利湿，化瘀止痛，适用于湿热瘀结所致的烦渴、小便短赤、大便秘结等。

豆豉羊肉

【原料配方】羊肉500克，豆豉20克，生姜15克。

【制作方法】将羊肉洗净切片，与豆豉、生姜一起放在砂锅内，加适量水。先用武火煮沸后，再用文火煮约1小时，至肉烂熟后，加盐等调味即可。

【食疗功效】早晚分食。温经化湿，理气活血，适用于慢性盆腔炎寒湿凝滞型、下腹冷痛、腰骶酸痛、小便频数。

专家提示

羊肉味甘、性温，归脾、肾经，具有补体虚，祛寒冷，温补气血之功效。暑热天或发热病人慎食。

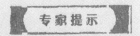

▲ 良姜炖鸡块 ▲

【原料配方】高良姜6克，草果6克，陈皮3克，胡椒3克，鸡1只，精盐、味精适量。

【制作方法】将鸡肉去毛及内脏，洗净切块，与高良姜、草果、陈皮、胡椒一同放入锅中，加适量水。先用武火煮沸后，再用文火煮约1小时。至肉熟烂后加精盐、味精调味即可。

专家提示

高良姜味辛，性温，归脾、胃经。辛辣温散。温中散寒，理气止痛。

【食疗功效】早晚分食。温经化湿，理气活血，适用于慢性盆腔炎寒湿凝滞型，下腹冷痛，腰骶冷痛，经行或劳累后加剧。经期错后，量少，色黯，月经后期量少有块。带下清稀，量多等。

▲ 茴香焖羊肉 ▲

【原料配方】羊肉300克，大葱100克，蒜15克，姜5克，黄酒10克，小茴香3克，肉桂3克，精制油、花椒粉、精盐、酱油适量。

专家提示

有实热、虚火者不宜。

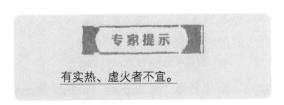

【制作方法】将羊肉洗净，切片，放碗中，加入调料拌匀。锅上大火，将拌好的羊肉投入锅中，淋上黄酒，放入小茴香、肉桂爆炒。肉桂变色后加盖，移小火焖熟，装盘即成。

【食疗功效】早晚分食。温经化湿，理气活血，适用于慢性盆腔炎寒湿凝滞型，下腹冷痛，腰骶酸痛，经行错后、量少、色黯，月经后期量少有块，带下清稀等。

杜仲煲羊肉

【原料配方】羊肉500克，杜仲30克，白萝卜1个，生姜4片，盐适量。

【制作方法】先将羊肉与白萝卜同煮祛膻气，再加入杜仲、生姜同煲烂，加盐调味即可。

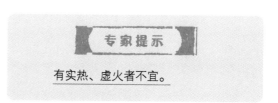

专家提示

有实热、虚火者不宜。

【食疗功效】当菜佐餐，随意食用。温经化湿，理气活血，适用于小腹冷痛，腰骶酸痛，经行错后量少、色黯，带下清稀、量多。

胡桃仁炒韭菜

【原料配方】胡桃仁50克，韭菜500克，鸡蛋2只，食用油、精盐、味精适量。

【制作方法】将韭菜、胡桃仁分别洗净。鸡蛋打入碗中，搅匀。韭菜切段。先将胡桃仁用香油炸黄，再放入韭菜、鸡蛋同炒。菜熟后加入食盐、味精即可。

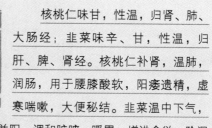

专家提示

核桃仁味甘，性温，归肾、肺、大肠经；韭菜味辛、甘，性温，归肝、脾、肾经。核桃仁补肾，温肺，润肠，用于腰膝酸软，阳痿遗精，虚寒喘嗽，大便秘结。韭菜温中下气，补肾益阳，调和脏腑，暖胃，增进食欲，除湿理血。

【食疗功效】当菜佐餐，随意食用。温经化湿，理气活血，适用于慢性盆腔炎寒湿凝滞所致的下腹冷痛，或坠胀疼痛或如针刺，遇热痛减。

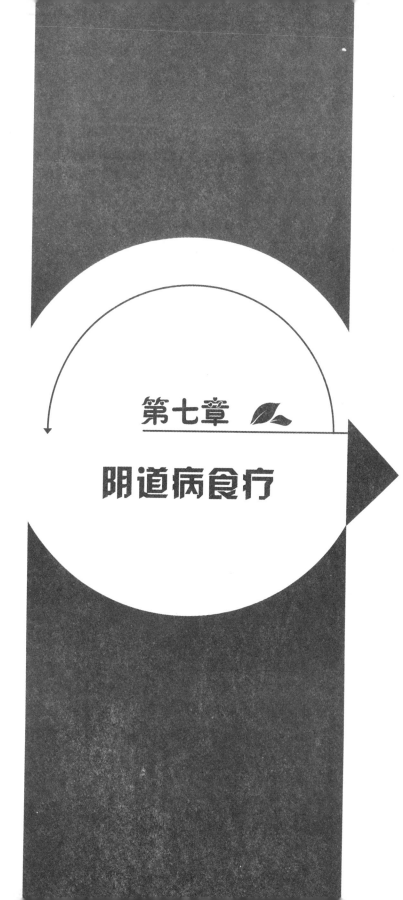

第七章

阴道病食疗

　　阴道疾病是女性常见的疾病之一，主要是感染引起的阴道炎症。表现为白带增多、性状改变，可伴有外阴瘙痒、性交痛或尿痛、尿频等。在正常生理状态下，阴道的组织解剖学及生物化学特点足以防御外界微生物的侵袭。如果遭到破坏，则病原菌即可趁机而入，借种种因素，导致阴道炎症。妇女常见的阴道疾病有细菌性阴道炎、滴虫性阴道炎、霉菌性阴道炎、老年性阴道炎、淋病性阴道炎等。

　　细菌性阴道炎又称"非特异性阴道炎"，是由一般的病原菌（例如葡萄球菌、链球菌、大肠杆菌、变形杆菌等）引起的阴道炎症，是正常寄生在阴道内的细菌生态平衡失调引起的。一般是加特纳菌、厌氧菌等增多，而乳酸杆菌减少，阴道内生态平衡系统改变而引起的疾病。细菌性阴道炎为生育年龄妇女最常见的阴道感染性疾病。

　　滴虫性阴道炎由毛滴虫寄生在阴道内引起。滴虫属厌氧的寄生原虫，个头小、无色透明像个小水滴样的原虫，人肉眼看不到，在低倍显微镜下可以看到。滴虫生命力较强，脱离人体后，在半干燥的条件下，也可生存数小时。除了阴道，滴虫还常寄生于尿道或尿道旁腺，甚至膀胱、肾盂以及男方的包皮褶、尿道或前列腺中。月经前后，卵巢分泌的雌激素水平下降，阴道酸碱性发生变化，隐藏在腺体及阴道皱襞中的滴虫常得以繁殖，它能消耗或吞噬阴道细胞内的糖原，阻碍乳酸的生成，引起炎症发作。

　　霉菌性阴道炎也称"念珠菌性阴道炎"，也是一种常见的阴道炎性病变，约80%～90%患者是由白色念珠菌感染所致，少数患者为其他念珠菌及球拟酵母菌感染。正常阴道内即有此菌寄生，10%～20%的妇女阴道中可能有少量白色念珠菌，但并不引起症状，仅在机体抵抗力降低，念珠菌达到相当量时才致病。霉菌性阴道炎是女性常见的阴道炎，发病率仅次于滴虫性阴道炎。

　　老年性阴道炎又称萎缩性阴道炎，常见于绝经后的妇女，也可见于及卵巢功能早衰、手术切除卵巢或长期闭经的女性。因卵巢功能衰退，雌激素水平降低，阴道壁萎缩，阴道黏膜变薄，上皮细胞内糖原含量减少，阴道内pH值上升，局部抵抗力降低，为细菌提供了适宜的环境，致病菌容易入侵、繁殖引起炎症。

　　淋病性阴道炎由淋病双球菌引起的，人类是淋病奈瑟菌的唯一宿主。淋病性阴道病以泌尿生殖系统感染为主的性传播疾病，主要引起人泌尿生殖系统黏膜的急性或慢性化脓性感染。女性淋菌性阴道炎，白带呈脓性，一般不痒，可同时伴有急性尿道炎、急性宫颈炎等。如不及时治疗，可向上蔓延为急性输卵管炎、急性盆腔炎，病情严重时淋球菌可经血液循环播散到全身，发展为淋球菌性败血症。

一、阴道病的病因是什么？

阴道疾病种类有多种，病因也各有不同，比如细菌性阴道炎是因为正常寄生在阴道内的细菌生态平衡（菌群）失调而引起的疾病，多发生于身体衰弱及卫生条件较差的妇女。滴虫性阴道炎是由滴虫寄生在阴道引起的，可通过性交直接传染，也可通过各种浴具如公共浴池、浴盆、浴巾、游泳池、坐便器、衣物、传染的器械等途径传播。霉菌性阴道炎除了外源性性交传染外，当阴道中糖原增多，酸度增加时，容易使念珠菌繁殖引起炎症，常见于孕妇、糖尿病病人及接受诊治大量雌激素治疗的人员。

此外，长期应用广谱抗生素使阴道内菌群失调，有利于念珠菌大量繁殖而感染。老年性阴道炎是妇女由于卵巢功能的衰退或消失，使体内性激素水平明显降低，阴道黏膜随之萎缩、变薄，阴道上皮细胞内糖原含量减少，阴道内的pH值上升，阴道黏膜的抗病力下降，当有细菌感染时，就很容易发生老年性阴道炎。淋病性阴道炎主要是通过性交传染，因含淋球菌的分泌物在性交时侵入，少数可因接触被淋球菌污染的衣物、便盆、浴缸等感染。虽然阴道疾病病因不尽相同，但感染途径大致有以下几个方面。

❀ 性生活所致

频繁的性行为是导致阴道炎最主要的原因，经期性行为、性行为不洁等也都是引起阴道炎的原因。

❀ 间接传染

阴道炎种类较多，大部分都具有传染性，如果女性接触到阴道炎患者接触过的物品，比如坐便器、浴缸等，就有可能沾染到致病菌，引起阴道炎症。

❀ 滥用抗菌药

正常情况下，女性阴道内比较湿润，经常有少量蛋清样乳白色分泌物，能使阴道内保持一种弱酸性环境，从而防止病菌入侵。如果滥用抗菌药，会使阴道菌群平衡发受到破坏，当阴道的自然防御功能遭到破坏，则病原体易于侵入，从而引起阴道炎症。

🌸 忽略个人卫生

有些女性因为懒惰，而在晚上临睡前未能仔细的清洗下身，或是不勤换内裤，使细菌滋生，从而进入阴道，引发疾病，或是有的女性不注意经期卫生，使用不洁用品等。

🌸 上环手术

上环手术是女性避孕的常见方法，但是如果不能进行安全有效的上环手术，不仅无法达到避孕效果，对女性的身体也会产生很多的影响，上环的后遗症之一就是引起女性阴道炎等妇科炎症。

🌸 人流手术

如果女性意外怀孕，那么进行人流手术就是最好的终止妊娠的方法，但是进行人流也存在一定的危险性。如果不能在正规的医院进行手术，很容易就会引起后遗症或者是并发症，其中常见的后遗症就包括阴道炎。

🌸 长期久坐

很多女性的工作是坐在电脑前或者是柜台前，基本上全天都需要坐着，长期坐着不动，下半身无法通风透气，血液循环受阻，病菌易滋生发生感染。

🌸 不良饮食习惯

很多女性喜欢辛辣或者是甜食，如果女性长期使用甜腻的食物，体内会含有大量糖原，很容易就会引起女性感染阴道炎，尤其是霉菌性阴道炎。一般糖尿病患者易发霉菌性阴道炎，原因就是血糖比较高。

🌸 清洁过度

虽然女性需要注意个人的卫生，但是过度地进行清洁也是不可以的，很多女性会选择使用肥皂或者是其他的洗液来清洗外阴，长期这样做的话，对女性的身体也有可能导致阴道炎。

另外，经常穿紧身裤，长期使用护垫等也容易导致阴道炎症。

二、阴道病有哪些症状？

🌸 细菌性阴道炎

该类型阴道炎的主要症状是白带增多，呈灰白色，稀薄，有腥臭味，可伴有轻度外阴瘙痒或烧灼感，有10%～50%的患者虽有细菌性阴道炎，但无明显症状。

✿ 滴虫性阴道炎

疾病的症状主要是白带增多及外阴瘙痒。白带呈现出灰黄或乳白、污浊、带泡沫、有臭味，有时为稀薄液体，当有其他细菌混合感染则排出脓液。常伴有阴道分泌物增多，随而引起外阴刺激症状，如瘙痒，瘙痒部位主要为阴道口及外阴，间或有灼热、疼痛等症。若尿道口有感染，可有尿频、尿痛，有时可见血尿。少数且有全身乏力、腰酸及下腹痛。约3%～15%正常妇女的阴道内有滴虫感染，而无阴道物炎症反应、无其他症状的情况。

✿ 霉菌性阴道炎

主要典型症状为外阴瘙痒，瘙痒症状时轻时重，时发时止。白带增多呈豆腐渣样或乳凝块状，如局部有糜烂、溃疡，则伴有灼痛，尿频、尿痛，性交痛，小阴唇内侧及阴道黏膜红肿，表面上覆有白色膜状豆腐渣样分泌物，急性期可见受损的糜烂面或表浅溃疡。

✿ 老年性阴道炎

该阴道炎的症状主要有阴道分泌物增多，外阴瘙痒，有灼热感。阴道分泌物稀薄，呈淡黄色，严重时呈脓性，有臭味，有时可有血性或伴点滴出血，有时有浅表溃疡或黏连。外阴有瘙痒或灼热感，干痛，下腹部坠胀，波及尿道时，有尿频、尿急、尿痛等。

✿ 淋病性阴道炎

初期较少有症状，一般仅有脓性白带过多，待炎症进展，患者自觉下坠，尿频、尿急、尿痛，灼热感。急性期可出现体温升高，达38℃以上，伴寒战、头痛、食欲不振、恶心呕吐，若治疗不当转为慢性期，多在数月后发作，同时伴经量过多。患者下腹压痛，阴道、尿道、宫颈黏膜水肿，充血，渗出物增多，甚则引起宫内膜炎、输卵管炎、盆腔炎等严重后果。

三、阴道病营养治疗的原则是什么？

（1）忌辛辣食品。多食辛辣食品（辣椒、姜等）易生燥热，使内脏热毒蕴结，出现牙龈肿痛，口舌生疮，小便短赤，肛门灼热，前后阴痒痛等症状，从而使本病症状加重。

（2）忌海鲜发物。腥膻之品，如桂鱼、带鱼、虾、蟹等水产品可助长湿热，食后能使外阴瘙痒加重，不利于炎症的消退，因此应该忌食。

（3）忌甜腻食物。这些食物有助湿增热的作用，会增加白带的分泌量，并且影响治疗效果。

（4）忌烟酒。吸烟能使本病加重，这是由于烟草中的尼古丁可使动脉血与氧的结合力减弱，酒能助长湿热，因此，应当戒烟忌酒。

（5）饮食宜清淡而富有营养。

（6）多吃新鲜水果蔬菜，保持大便通畅。

（7）宜多饮水，防止合并尿道感染。

（8）老年性阴道炎饮食宜稀软清淡，便于消化。

四、阴道病宜用和忌用的食物有哪些?

❀ 宜用食物

（1）蔬菜、水果类。如冬瓜、山药、蘑菇、海带、樱桃、银杏、西瓜、梨、桂圆肉等。

（2）高蛋白食品。如豆类、乌骨鸡、猪肚、鲫鱼、酸牛奶等。

（3）具有清热祛湿或健脾利湿作用的食物，如赤小豆粥、薏仁粥、冬瓜汤、西瓜等。

（4）具有一定抗菌作用的食物，如大蒜、洋葱、马齿苋、鱼腥草、马兰头、菊花脑等，对于滴虫性阴道炎患者比较适宜。

（5）含维生素B丰富的食物，例如小麦、高粱、芡实、蜂蜜、枸杞子、核桃仁、紫菜、豆腐、鸡肉、韭菜、牛奶等，对霉菌性阴道炎患者比较适宜。

（6）补益脾肾的食物。如粳米、糯米、山药、扁豆、莲子、薏苡仁、百合、红枣、桂圆肉、栗子、黑芝麻、黑大豆、蚌肉、核桃仁、动物肝脏、蛋类等，对老年性阴道炎比较适宜。

❀ 忌用食物

（1）辛辣食物。如辣椒、葱、姜、蒜、韭菜、花椒、桂皮、八角、小茴香等。

（2）海鲜发物。如鱼、虾、蟹等。

（3）甜腻食物。高脂食物如猪油、肥猪肉、奶油、牛油、羊油等，高糖食物如巧克力、糖果、甜点心、奶油蛋糕等。

（4）烟酒。包括酒酿、药酒等均不宜饮用。

✿ 阴道病患者的药膳调治

▲ 冬瓜白果茶 ▲

【原料配方】冬瓜子30克，白果10个。

【制作方法】冬瓜子、白果洗净，与500毫升水一起入锅煮，煮好食用。

【食疗功效】频频代茶饮，不宜久服。清热利湿止带，主治细菌性阴道炎，症见白带黄臭。

> **专家提示**
>
> 冬瓜子味甘，性凉，归肺、肝经；白果味甘、苦，性平，归肺经。

▲ 秦皮乌梅茶 ▲

【原料配方】秦皮12克，乌梅30克，白糖适量。

【制作方法】将秦皮、乌梅加适量水煎煮，去渣取汁，临饮用时加白糖。

【食疗功效】每日2次，早、晚空腹服，每日1剂，连服5日。清热利湿杀虫。适用于滴虫性阴道炎，症见带下黄臭、阴痒等。

> **专家提示**
>
> 乌梅味酸、微涩，性平，归肝、脾、肺、胃、大肠经，具有一定的抗菌作用；秦皮味苦，性寒，归肝经、胆经、大肠经，清热燥湿，清肝明目，具有收涩止痢，止带的功能。脾胃虚寒者忌服。

▲ 鸡冠花藕汁速溶饮 ▲

【原料配方】鲜鸡冠花500克，鲜藕汁（将鲜藕洗净，切碎绞汁）500毫升，白糖500克。

【制作方法】鲜鸡冠花500克洗净，加水适量，煎煮，每20分钟取煎液一次，加水再煎，共煎3次，合并煎液，再继续以小火煎煮浓缩，到将要干锅时，加入鲜藕汁500毫升，再加热至稠黏时，停

> **专家提示**
>
> 藕汁能清热止带，凉血散瘀。鸡冠花性凉，有收敛止血，涩肠止痢，固涩止带功效，可用治各种出血，泻痢和白带过多等症。藕汁与鸡冠花合用，共具清热止带，凉血散瘀之功。适宜于妇女滴虫性阴道炎及湿热带下者服用。糖尿病患者忌用。

火，待温，拌入干燥的白糖粉500克把煎液吸净，混匀，晒干，压碎，装瓶备用。每次10克以沸水冲化即可。

【食疗功效】每日3次。清热解毒，去湿止带。适用于妇女滴虫性阴道炎，症状有白带黄臭，常呈泡沫状，外阴瘙痒、灼热，下腹酸痛。

鸡冠花金银花饮

【原料配方】新鲜鸡冠花30克，金银花30克，蜂蜜30毫升。

【制作方法】将新鲜鸡冠花洗净，晾干，切碎后放入砂锅，加水浸泡片刻，放入洗净的金银花，拌和均匀，煎煮30分钟，用洁净纱布过滤，取汁，趁温热时调入蜂蜜，和匀即成。

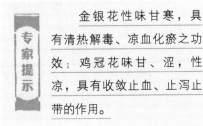

专家提示　金银花性味甘寒，具有清热解毒、凉血化瘀之功效；鸡冠花味甘、涩，性凉，具有收敛止血、止泻止带的作用。

【食疗功效】早、晚2次分服。清热利湿，主治老年性阴道炎证属湿热下注。

马齿苋饮

【原料配方】鲜马齿苋50克，蜂蜜25克。

【制作方法】将鲜马齿苋50克洗净，冷开水再浸洗一次，切小段，搅拌机搅烂，榨取鲜汁，加入蜂蜜25毫升调匀，隔水炖熟即可。

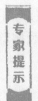

专家提示　马齿苋性味酸寒，功能清热解毒，化湿止带，有一定的抑菌效果。马齿苋因能抗炎，故对生殖道炎症所引起的白带增多有治疗作用。孕妇禁用。

【食疗功效】每日分2次饮用。清热解毒，利湿止带，主治细菌性阴道炎，证属湿热或热毒内盛者。

马齿苋蛋清饮

【原料配方】鲜马齿苋100克、鸡蛋2个。

【制作方法】先将鲜马齿苋洗净捣烂，绞汁，放入生鸡蛋清调匀，加温服食。

【食疗功效】每日服1～2次。清热解毒，散血消肿，止痢通淋，清气。

治伏热湿热下注所致带黄阴痒。

▲ 白果莲子冬瓜子饮 ▲

【原料配方】白果8个，莲子30克，冬瓜子40克，白糖15克。

【制作方法】将白果去壳，莲子去心，与洗净的冬瓜子同入锅中，加适量水，用文火炖30分钟，至莲子熟烂后加入白糖即成。

【食疗功效】上下午分服。健脾益气，利湿止带。适用于脾虚型滴虫性阴道炎。

专家提示　白果性味甘、苦、涩，性平、有小毒，经过水煮一段时间后则毒性挥发消失。具有润肺定喘，涩精止带的功用。莲子性味甘涩，性平，归心、脾、肾经。能养心补脾，益肾涩精，健胃涩肠。冬瓜子性味甘，性凉，有润肺化痰，清热解毒，利尿消肿之功效。

▲ 椿根白皮饮 ▲

【原料配方】椿根白皮150克，红枣5个。

【制作方法】将椿根白皮、红枣加水煎汤，去渣取汁。

【食疗功效】上下午分服，7天为一疗程。清热利湿，健脾止带。适用于湿热型滴虫性阴道炎，对兼有脾虚者尤为适宜。

专家提示

椿根白皮又称椿白皮，味苦涩，性微凉，归大肠、胃经，具有除热、燥湿、涩肠、止血、杀虫的作用。

▲ 鸡冠花向日葵茎饮 ▲

【原料配方】白鸡冠花50克，向日葵茎60克，白糖20克。

【制作方法】将白鸡冠花、向日葵茎洗净，入锅，加适量水，煮30分钟，去渣取汁，调入白糖，待糖溶化即成。

【食疗功效】上下午分服。清热利湿。适用于湿热型滴虫性阴道炎。

专家提示

白鸡冠花味甘，性凉，能凉血、止血。向日葵茎味甘，性平，无毒，具有平肝祛风，清湿热，消滞气，健脾凉血，止带之功效。

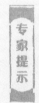 苦参贯众饮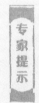

【原料配方】苦参15克，贯众15克，白糖适量。

【制作方法】将苦参、贯众加水煎煮，去渣取汁，服用时加入白糖。

【食疗功效】每日2次，每一疗程连服5～10日。解毒利湿，杀虫止痒，主治念珠菌性阴道炎证属湿热蕴结。

> **专家提示**
>
> 苦参味苦，性寒，归心、肝、胃、大肠、膀胱经，具有清热燥湿，杀虫止痒的作用。贯众味苦，性微寒，归肝、脾经，具有清热解毒，杀虫，凉血、止血的功效。

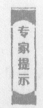 白扁豆饮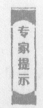

【原料配方】白扁豆60克，白糖适量。

【制作方法】将白扁豆水煎，加白糖适量。代茶饮，并吃扁豆。

【食疗功效】每日1剂，清热燥湿，适用于霉菌性阴道炎。

> **专家提示**
>
> 白扁豆味甘，性平，归脾、胃经，有健脾暖胃、化湿祛暑、和中止渴等功效。将白扁豆炒后研末，米汤调服亦效。

车前草蒲公英汁

【原料配方】新鲜车前草500克，新鲜蒲公英500克。

【制作方法】将采摘的新鲜车前草、蒲公英分别洗净，连根将全草放入温开水中浸泡10分钟，捞出，切成碎小段，捣烂，用洁净双层纱布包裹，绞压取汁，即成。

> **专家提示**
>
> 苦参味苦，性寒，归心、肝、胃、大肠、膀胱经，具有清热燥湿，杀虫止痒的作用。贯众味苦，性微寒，归肝、脾经，具有清热解毒，杀虫，凉血、止血的功效。

【食疗功效】上下午分服。清热利湿，适用于湿热型滴虫性阴道炎。

金银花蒲公英汁

【原料配方】新鲜金银花30克，新鲜嫩蒲公英100克。

【制作方法】将新鲜金银花、新鲜嫩蒲公英洗净，用温开水浸泡后捣烂，取汁取即成。

【食疗功效】上下午分服。清热利湿。适用于温热型滴虫性阴道炎。

> **专家提示**
>
> 金银花味甘，性寒，归肺、心、胃经；蒲公英味甘，微苦，性寒。

🔺 金樱子炖冰糖 🔺

【原料配方】金樱子30克，冰糖15克。

【制作方法】将金樱子30克洗净，放至炖盅内，加入冰糖15克、开水适量，炖盅加盖，文火隔水炖1小时即可。

【食疗功效】随意饮用。补肾固精，收涩止带，主治细菌性阴道炎，证属肾气虚失于固摄，症见带下量多，色透明而质稀薄，或见头晕耳鸣，失眠梦多等。最适宜于体质虚弱，或久病及肾，或年老肾气虚衰而致带下者。

> **专家提示**
>
> 金樱子，味酸、涩，性平，归肾、膀胱、大肠经；冰糖味甘，性平，归脾、肺经。

🔺 金樱子猪小肚汤 🔺

【原料配方】猪小肚2个，金樱子30克，生姜4片。

【制作方法】金樱子洗净；猪小肚用盐擦洗干净；放滚水中洗去臊味。把全部用料放入锅，加清水适量，武火煮沸后，改文火煲1～2小时，调味供用。

【食疗功效】补肾止带，主治肾气不足型老年性阴道炎，症见腰膝酸软，白带过多，清稀微腥，淋漓不绝，小便清长，夜尿频多，也可用于脱肛、子宫下垂、崩漏等证属肾气虚者。

> **专家提示**
>
> 英子味酸、涩，性平，具有补益肾气、收敛止带之功效。猪小肚味甘、咸，性平，有补肾缩尿之功，可用于肾气不固的遗尿、尿频、带下。与金樱子相配，既可增强补肾固涩之力，又可矫正其苦涩之味。生姜味辛，性温，能调和脾胃，去除猪小肚之臊，增进食欲。但湿热带下者，不宜用本汤。

▲ 白果乌鸡汤 ▲

【原料配方】乌鸡1只（约500克），莲子肉30克，糯米15克，胡椒少许，白果10枚。

【制作方法】将乌鸡活宰，去毛、内脏，洗净；把白果、莲子肉、糯米、胡椒洗净装入鸡腹腔内，封口后，放至炖盅内并加盖，隔水用文火炖2～3小时，至鸡熟烂，调味供用，可分2～3次食，饮汤，食肉。

【食疗功效】补益脾肾，固涩止带，主治细菌性阴道炎，证属脾肾两虚，症见形体消瘦，面色萎黄，气短体倦，腰膝酸软，带下量多，色白无味，质如胶丝。

专家提示

乌鸡味甘，性平，归肝、肾经。白果味甘、苦，性平，归肺经。白果善主收涩，为平痰喘、止带浊之要药，对脾肾两虚，不能固摄之证，白果独有专功。莲子味甘善补，味涩善固，与白果同用则大增其益肾气、固精关、敛肺金、降痰涎之效。

▲ 鸡冠花鸡蛋汤 ▲

【原料配方】鸡冠花30克，鸡蛋2只。

【制作方法】将鸡冠花洗净；鸡蛋2只煮熟，去壳。把全部用料放至锅内，加清水适量，武火煮沸后，文火煲约1小时，调味供用。

【食疗功效】去湿止带，主治湿浊盛的滴虫性阴道炎，症见体倦乏力，带下增多，色白气腥，质稀如水，或小便不利，外阴瘙痒。

专家提示

鸡冠花味甘、涩，性凉，归肝、大肠经，具有收敛止血、止泻止带的作用。服用本品忌鱼腥猪肉。

▲ 百部乌梅汤 ▲

【原料配方】百部15克，乌梅30克，白糖适量。

【制作方法】将百部和乌梅加适量清水煎煮，煎好后去渣取汁，

专家提示

百部味甘、苦，性温，归肺经，具有润肺止咳，杀虫灭虱的功能。乌梅味酸、微涩，性平，归肝、脾、肺、胃、大肠经，具有一定的抗菌作用。

加入白糖适量煮沸即可。

【食疗功效】每日1剂，分2～3次服完，连用3～5日。清热利湿杀虫，主治湿热型滴虫性阴道炎，症见带下黄稠、有异味，阴痒明显。

马齿苋白果鸡蛋汤

【原料配方】鲜马齿苋60克，白果仁7个，鸡蛋3个。

【制作方法】将鸡蛋打碎取鸡蛋清，把马齿苋、白果混合捣烂，用鸡蛋清调匀，用刚煮沸的水冲饮。

> **专家提示**
>
> 马齿苋味酸而性寒，归脾与大肠经，兼入肝经，具有清热解毒，凉血止痢的功效。白果味甘、苦、性平，归肺经，具有定痰喘、止带浊的功效。鸡蛋清味甘，性凉；蛋黄味甘，性平，归心、肾经，具有滋阴润燥，养心安神之效。

【食疗功效】空腹饮用，每日1剂，4～5日为一个疗程。清热解湿，止带。适用于细菌性阴道炎，症见湿热下注、白带黄稠、小便黄等。

淡菜芡实墨鱼汤

【原料配方】淡菜100克，墨鱼（干品）50克，猪瘦肉100克，芡实20克。

【制作方法】将淡菜、墨鱼分别用清水浸软、洗净，连其内壳切成3～4段；芡实洗净；猪瘦肉洗净。把全部用料一同放入砂锅中，加清水适量，大火煮沸后改小火煮2小时，调味即成。

> **专家提示**
>
> 淡菜味甘、咸，性温，为滋阴佳品，能补肝肾，滋阴液。芡实味甘、涩，性平，有补脾止泻、固肾涩精的功效。墨鱼味咸，性平，健脾、利水、止血。猪瘦肉味甘、咸，性平，具有滋阴润燥的功能。

【食疗功效】随量饮用。滋阴清热，收敛止带。适用于念珠菌性阴道炎，证属肾阴虚或阴虚有热，症见带下量多、色微黄质稀，或带下色黄赤相兼、质稠如糊状，或伴有阴道热辣感觉，甚则热痛，烦闷不安，睡卧不宁，口干大便结等。适用于阴虚体质或热病之后、更年期或绝经后妇女之带下病而有阴虚或阴虚内热者。

▲ 银翘解毒汤 ▲

【原料配方】银花20克，连翘20克，红藤15克，败酱叶20克，薏苡仁20克，丹皮10克，枝子10克，赤芍15克，杏仁6克，延胡索10克，川楝子10克，乳香9克，没药9克。

【制作方法】水煎服，每日1次。

【食疗功效】清热解毒，利湿排脓。适用于霉菌性阴道炎。

> **专家提示**
>
> 银花与连翘均有清热解毒的作用，现代药理证明，两者也有一定的抗菌、抗病毒的功能，两者同用，可提高抗菌效果。

▲ 淡菜芡实墨鱼汤 ▲

【原料配方】大蒜10瓣，苦参、百部各15克，白糖适量。

【制作方法】大蒜、苦参、百部加水同煎，去渣取汁，加入白糖调服。

【食疗功效】每日2次，连服3~7日为一疗程。有除湿解毒杀虫功效，主治证属湿热蕴结念珠菌性阴道炎。

> **专家提示**
>
> 大蒜中富含蒜素、大蒜辣素等物质，它们是含硫的天然杀菌物质，具有强烈的杀菌作用，可抑制白色念珠菌在阴道内的过度生长和繁殖。

▲ 马鞭草猪肚汤 ▲

【原料配方】马鞭草30克，猪肚60~100克。

【制作方法】马鞭草洗净后，切成小段，猪肚切片。将水煮沸，把猪肚、马鞭草倒入煮沸即可。

【食疗功效】去渣取汁，每日1次。解毒杀虫，清热利湿，主治各型念珠菌性阴道炎。

> **专家提示**
>
> 马鞭草味苦，性寒，具有清热凉血、利湿祛瘀等作用。孕妇及脾胃虚弱者慎用。

枸杞地黄瘦肉汤

【原料配方】枸杞子、生地黄各15克，猪瘦肉150克。

【制作方法】将生地黄用干净纱布包好，与枸杞子、猪瘦肉一同放入锅中，置火上煮至熟。

【食疗功效】每日1剂，分2次饮用，10～15日为一个疗程。补肝益肾，益阴养血。适用于老年性阴道炎，症见带下色黄清稀，兼头晕耳鸣、腰膝酸软等。

> **专家提示**
>
> 枸杞子味甘，性平，归肝、肾二经，有补肾益精、养肝明目等功效；生地黄味甘，性寒，具有清热凉血，养阴生津功效。

淮山鱼鳔瘦肉汤

【原料配方】猪瘦肉250克，淮山药30克，鱼鳔15克。

【制作方法】淮山药洗净；猪瘦肉洗净，切块；鱼鳔用水浸发，洗净，切丝。把全部用料放入锅，加清水适量，武火煮沸后，改文火煲2小时，调味供用。

【食疗功效】滋阴补肾，涩精止带。适用于肾阴虚型老年性阴道炎，症见腰酸脚软，头晕耳鸣，带下不止，黏稠如丝，五心烦热，潮热盗汗，也适用于产后血虚眩晕。

> **专家提示**
>
> 鱼鳔味甘，性平，有补肾养精，收敛止带、止血的功效。淮山药味甘，性平，具有补益脾肾，兼涩精止带的作用。两者配伍其补虚收涩，止带涩精力更优。但鱼鳔较为滋滞，凡脾胃虚寒、大便溏薄者，不宜用之。

补肾清热汤

【原料配方】女贞子、旱莲草、蒲公英、首乌、枸杞子各30克，巴戟天、知母各20克，黄柏、麦冬、当归、川牛膝、椿根皮各10克。

【制作方法】以上原料水煎两次，每日1剂，早晚分服。

> **专家提示**
>
> 本方采用补益肝肾，清热止带的中医食疗方，临床效果较好。如有赤带加山栀子炭；便溏加砂仁、白术；阴痒严重加百部；下肢浮肿加泽泻、薏苡仁。

【食疗功效】补益肝肾，清热止带。适用于老年性阴道炎。

冬里麻粥

【原料配方】冬里麻30克，大米100g。

【制作方法】将冬里麻加水1000毫升煎煮，取汁500毫升，用药汁煮粥食之。

【食疗功效】每日1次。适用于湿热下注型淋病性阴道炎。

> **专家提示**
>
> 冬里麻味甘，性凉，归肺、脾二经。具有解毒清热、活血利湿的作用。

加味山药粥

【原料配方】淮山药60～100克，土茯苓60克，小蓟15克，萆薢15克，粳米100克，白糖适量。

【制作方法】先将原料配方前四味水煎取汁，与粳米同煮成稀粥，可酌加适量白糖调服。

【食疗功效】适用于淋病性阴道炎，湿热下注兼体虚者。

> **专家提示**
>
> 土茯苓味甘、淡，性平，归肝、胃、脾经；萆薢味苦，性平，归肝、胃、膀胱经。小蓟味甘、微苦，性凉，归心、肝经。脾胃虚寒者忌服。

木棉花粥

【原料配方】木棉花30克，大米500克。

【制作方法】将木棉花30克加水适量，煎沸去渣取汁，加入大米500克煮粥，粥成服食。

【食疗功效】每日1次，每一疗程连服7日。清热利湿，主治细菌性阴道炎，症见白带黄臭。

> **专家提示**
>
> 木棉花味甘，性凉，具有清热、利湿、解毒、止血之功效。

茯苓粳米粥

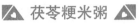

【原料配方】茯苓30克，粳米30～60克。

【制作方法】先将茯苓研成末。将粳米煮粥，半熟时，加入茯苓末，和匀后，煮至米熟，空腹服用。

【食疗功效】适用于细菌性阴道炎。

茯苓车前粥

【原料配方】茯苓粉、车前子各30克，粳米60克，白糖适量。

【制作方法】将车前子以纱布包好，入砂锅中，加水适量，煎汁去药包。将药汁同粳米、茯苓粉共煮粥，加少许白糖即成。

【食疗功效】每日1剂。连用5～7日为一疗程。清热利尿，渗湿止带。适用于妇女湿热带下，症见带下黄色，质地稠黏，阴部作痒，或灼热刺痛，小便黄赤等症。

山药大枣糯米粥

【原料配方】淮山药40克，薏苡仁50克，马蹄粉10克，大枣3个，糯米250克，白糖25克。

【制作方法】将淮山药打成粉备用。将薏苡仁加水煮至开花，加入糯米、大枣煮至米烂，把淮山粉边撒边搅，放入糯米粥中，约隔2分钟后，再将马蹄粉撒入粥内，搅匀加入白糖即成。

【食疗功效】每日1剂，连用3～5日。补中益气，健脾除湿，益肾止带。适用于脾肾两虚之老年性阴道炎，症见带下清稀量多、色白或淡黄、绵绵不断并伴面色黄白或萎黄、四肢乏力、腰酸、食欲不振等。

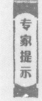 鳗鲡鱼莲子粥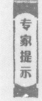

【原料配方】鳗鲡鱼120克，莲子30克，糯米100克。

【制作方法】先将鳗鲡鱼洗净除去内脏，切成长2厘米、宽1～2厘米的鱼片，与莲子（去皮、心、洗净）、糯米（洗净）共同浸泡20分钟后，放入砂锅内加水适量，煮成稀粥。直接服用。

> **专家提示**　鳗鲡鱼味甘，性平，归肺、肾经，具有补虚羸、祛风湿、杀虫的作用。本品可供早、晚餐，对脾虚型妇女白带病有益。凡脾虚泄泻者忌用本方。

【食疗功效】每日1次，每次1小碗。调补肝肾，滋阴降火。本药膳适用于肝肾阴虚，虚火上炎的阴道炎患者。

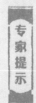 熟地黄芪芡实羹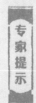

【原料配方】熟地黄20克，黄芪20克，芡实100克，蜂王浆20克。

【制作方法】将熟地黄、黄芪分别洗净，晒干或烘干，切成片，放入砂锅，加清水浸泡30分钟，用文火煎煮1小时，取汁，备用。将芡实洗净，晒干或烘干，研成细粉，与熟地黄、黄芪煎汁同入锅中，边加热边搅拌成羹，离火后调入蜂蜜，拌和均匀即成。早晚分2次服用，也可当点心食用。

> **专家提示**　熟地黄擅长滋补肝肾。黄芪补中益气，芡实益肾补脾止带。本食疗方以补肾止带为主，益气健脾为辅，对脾肾两虚、老年性阴道炎日久不愈，阴道黏膜抵抗力下降者更为适宜。

【食疗功效】补肾止带。适用于肾气虚弱型老年性阴道炎。

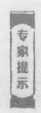 花生仁冰片泥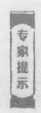

【原料配方】花生仁120克，冰片1克。

【制作方法】将花生仁与冰片共捣似泥状。早晨空腹服，开水送服，2日服完。

【食疗功效】清热化浊凉血。

> **专家提示**　花生仁味甘，性平，具有润肺和胃，滋燥润火等功效；冰片味辛、苦，性微寒，具有清热解毒，凉血散瘀，行气止痛，通窍泻火，消肿之功效。

适用于滴虫性阴道炎。

白果仁鸡蛋

【原料配方】白果仁、鸡蛋各1个。

【制作方法】白果仁研末，鸡蛋打一小孔，将白果仁末放入鸡蛋中，湿麻纸封口蒸熟，去壳。

【食疗功效】每日早晚空腹食1个蛋，连食1周。扶正补气，涩精止带。适用于细菌性阴道炎。

> **专家提示**
>
> 白果仁又名白果、银杏。味甘、苦、涩，性平，归肺经。白果仁具有镇静、镇咳、抑菌的药理作用。白果有少量毒性成分，不宜过多食用。

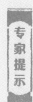 胡椒鸡蛋饼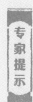

【原料配方】胡椒27粒，鸡蛋1枚。

【制作方法】将胡椒研细末鸡蛋打碎 两者调匀 煎成鸡蛋饼。当早点 连服半个月。

【食疗功效】温宫助阳，益气养血。适用于细菌性阴道病。症见带下清稀。

> **专家提示**
>
> 胡椒味辛，性热，归胃、大肠经，具有温中、散寒、止痛等功效。鸡蛋清味甘，性凉；蛋黄味甘，性平，归心、肾经。本品具有滋阴润燥，养心安神之效。

油菜籽丸

【原料配方】油菜籽60克，肉桂60克，醋、面粉适量。

【制作方法】油菜籽放热锅中炒香，与肉桂共研为细末，加入面粉中，滴少量醋，制成龙眼核大小的丸子，下锅煮熟即可。

【食疗功效】温黄酒配食，每次吃一小碗。有行气活血杀菌的功效，适于滴虫性阴道炎。

> **专家提示**
>
> 油菜籽味辛，性温，具有行血、破气、消肿散结的作用。肉桂味辛、甘，性热，具有温肾暖脾，散寒止痛，温通经脉的作用。

▲ 白果豆腐 ▲

【原料配方】白果7～10个，豆腐适量。

【制作方法】将白果洗净，与豆腐一同放入炖盅，加水适量，隔水炖熟。

【食疗功效】每日2～3次，连用5～7日。健脾祛湿。适用于脾虚湿盛之老年性阴道炎，症见带下连绵不断、黏稠量多、色白兼黄、头眩身重、食欲欠佳、疲倦乏力等。

> **专家提示**
>
> 白果味甘、苦、涩，性平，归肺、肾经，有小毒，经过水煮一段时间后则毒性挥发消失，具有润肺定喘，涩精止带的功用。

▲ 芡实粉 ▲

【原料配方】芡实500克，白糖适量。

【制作方法】将芡实晒干或烘干，研成细粉。每日两次，一次10克，加糖少许，用开水调服。

【食疗功效】益肾补脾，收涩止带。适用于肾气虚弱型阴道炎。

> **专家提示**
>
> 芡实味甘、涩，性平，归脾、肾经。有补脾止泻、固肾涩精的功效。

▲ 黑木耳淡菜乌鸡 ▲

【原料配方】乌鸡1只，淡菜20克，黑木耳10克，黄酒，精盐，葱段，姜片适量。

【制作方法】将淡菜，黑木耳水发后洗净。乌鸡宰杀后去毛及内脏、洗净，切块，与淡菜，黑木耳同入砂锅，加黄酒，精盐，葱段，姜片，炖至熟烂即成。

>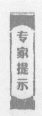
> **专家提示**
>
> 乌鸡味甘，性平，可补益肝肾，养阴清热；黑木耳味甘，性平，有益气补血、润肺镇静、凉血止血等功效；淡菜味咸，性温，具有滋阴、补肝肾、益精血、调经的功效。

【食疗功效】佐餐随意食用。益肾补脾，收涩止带，适用于老年性阴道炎证属肝肾阴虚。

苦瓜焖炒鸡翅

【原料配方】鸡翅4个，豆豉30克，苦瓜条250克，姜汁、黄酒、白糖、精盐、豆粉、葱段、蒜泥、食用油各适量。

专家提示　苦瓜味苦，性寒，归肝经，具有养血滋肝，和脾补肾，清热祛暑，明目解毒功能；鸡翅味甘，性温，具有温中益气、补精添髓的功效。

【制作方法】将鸡翅剁块后置碗中，淋入姜汁、黄酒，加白糖、精盐、豆粉拌匀。将油烧热后下蒜泥、豆豉炒香，放入鸡翅，加苦瓜条、葱段，翻炒后，加入半碗清水，小火焖30分钟，出锅即可。

【食疗功效】佐餐随意食用。清热利湿，益气补虚，适用于湿热型老年性阴道炎，对兼有脾虚者尤为适宜。

炒猪血

【原料配方】猪血500克，姜5克，食油30克，料酒3克。

专家提示　猪血性味咸平，功能补血、生血、润燥。注意治疗期间，禁食寒性、油腻食物。

【制作方法】将猪血切成大块，放入开水中余一下，捞出滤干水分，切小块；姜洗净切丝；锅内放油，烧至七成熟后，下猪血及料酒、姜、盐，翻炒匀称即可。佐餐用食。

【食疗功效】补气养血止淋漓。适用于滴虫性阴道炎。

山药扁豆糕

【原料配方】山药500克，白扁豆100克，糯米粉150克，荸荠粉100克，赤砂糖200克，红绿丝各适量。

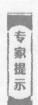

专家提示　山药味甘，性平，归脾、肺、肾经，有健脾、补肺、固肾、益精的功效；白扁豆味甘，性平，归脾、胃经，有健脾和中，消暑化湿，解毒等功效。

【制作方法】将山药洗净，上笼蒸酥，取出去皮，研成泥状。将白扁豆洗净，放入碗中，加水蒸酥，取出研碎。糯米粉、荸荠粉充分拌和均匀，加适量的糖水搅拌，再将山药泥、扁豆末一起均匀倒铺入刷过植物油的盘内，面上撒布适量的红绿丝，并将剩余的糖水匀洒在红绿丝上，放入笼屉，上笼，用大火蒸30分钟，取出，待稍冷后切块即成。

【食疗功效】随早晚餐食用，或当点心，随意食用。健脾养胃，和中止泻。适用于脾虚型老年性阴道炎。

▲ 参苓山药汤圆 ▲

【原料配方】人参3克，茯苓10克，怀山药15克，糯米粉250克，赤豆泥50克，赤砂糖100克，熟猪油20克。

【制作方法】先将人参、茯苓、怀山药分别晒干或烘干，粉碎成细粉，与豆沙泥、赤砂糖、猪油混合后拌匀，制作成馅泥，备用。将糯米粉用开水搅拌揉软，做成20个糯米粉团，并将备用的馅泥包裹在里面，做成20个汤圆，按需用量投入沸水锅中，煮熟即成。

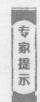

专家提示 人参味甘、微苦，性微温，归脾、肺经、心经；茯苓味甘、淡，性平，归心、肺、脾、肾；山药味甘，性平，归脾、肺、肾经。服人参后，不可饮茶，免使人参的作用受损。

【食疗功效】每日2次，每次10个汤圆。健裨益气，利湿止带。适用于脾虚型老年性阴道炎。

▲ 何首乌煲母鸡 ▲

【原料配方】何首乌50克，黄母鸡1只（约1000克）。

【制作方法】先将何首乌末以纱布袋装，黄母鸡去毛及内脏，留肝肾，将首乌末塞入鸡腹内，加水适量，文火煲至鸡肉离骨，取出药袋，加油盐姜酒调味即可。

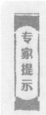

专家提示 何首乌补益肝肾、滋阴壮阳。母鸡补精壮阳。此方还可以乌发，对妇女气血不足，面色萎黄，病后体虚，身体消瘦等症有良好疗效。但大便溏泻及有湿痰者慎服。

【食疗功效】食肉饮汤。滋阴养血，补益肝肾。适合于肝肾阴虚白带过多症。

第八章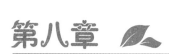

人工流产食疗

　　人工流产一般是指女性在怀孕12周内，人为地使用手术器械将胚胎组织或胎儿从子宫腔内吸取出来，以达到终止妊娠的目的。目前，人流可分为两大类：传统人流和无痛人流。无痛人流安全性高些，但不管是哪种人工流产都会对女性的身体产生非常大的伤害，有时会出现一些不适或后遗症，医学上称为"人流后综合征"。这些综合征不一定需要药物治疗，选择适当的食物调养，这对女性的身体健康有很大的帮助。所以，女性在流产后应重视饮食的补养，这对女性的身体健康有很大的帮助。所以，女性在人工流产后应重视饮食的补养。

一、人工流产后的注意事项

　　流产又称小月子，在进行人工流产后调养是非常重要的，那么女性在进行了人工流产之后需要注意哪些？专家提醒大家，女性在进行人工流产后应注意以下几点。

（一）要注意休息、适当保暖

　　通常建议手术后卧床休息1周，如果条件不允许，最少应卧床休息2～3天，以后可下床活动，逐渐增加活动时间。过早活动则可能会延长阴道出血的时间，一般半月内应避免参加体力劳动和体育锻炼，这将有利于身体的恢复。

　　另外，流产后，身体抵抗力下降，风寒易于入侵，所以，要避免接触冷水，也不要急于随从时尚过早地减衣服，即使是在夏天，也不要贪食冷饮。

（二）补充营养是必需的

　　人流后，应多吃富含营养而易于消化的食物。因为手术会引起少量出血，使身体受到一定的损伤。所以，要适当增加营养，及时补充一些富含蛋白质、维生素的食品，如瘦肉、鲜鱼、蛋类、奶类或豆制品等。尤其是蛋白质、铁及维生素B_{12}，这些都是造血的必要原料，而维生素C、水分、矿物质及纤维素是人体必需的营养。手术后，应多吃些鱼类、肉类、蛋类、豆类制品蛋白质丰富的食品和富含维生素的新鲜蔬菜，以加快身体的康复。

（三）观察术后出血情况，注意个人卫生

　　人流后阴道流血超过一周以上或下腹疼痛、发热、白带异常等症状，就应及时到医院复查诊治。另外，人流后一个月内应到医院进行复查。

人流后机体抵抗力下降，更应注意个人卫生。由于子宫内膜留下了创面，阴道分泌物增多，使之成为细菌感染、繁殖的有利条件。因此，要特别注意外阴部的清洁卫生，及时清洗外阴，卫生垫要常更换；勤换洗内裤，半月内避免盆浴；一个月内要绝对禁止同房，以防止细菌感染，预防子宫内膜炎、输卵管炎、盆腔炎等妇科疾病。

（四）坚持避孕，以免再孕

人流后卵巢和子宫功能逐渐恢复，卵巢按期排卵。人工流产后多数在1个月左右卵巢就会恢复排卵，随后月经来潮。因此，人工流产后只要恢复性生活，就要采取避孕措施。如果不坚持做好避孕，很快又会怀孕。若多次人工流产会增加罹患妇科病的机会，严重损害身体健康。

（五）心理调适非常重要

人流后，许多女性都会变得焦虑或自怨，会觉得得到的关怀不够，也担心影响今后的健康，因此，手术后家人应该更体贴，更爱护。其实，适当的关心和理解以及饮食调理就能解开心结，恢复快乐和自信。同时，本人也要不断开导自己，保持乐观的情绪，这也是人工流产后注意事项中容易被女性忽略的一点。

二、人工流产后会出现哪些症状？

人工流产属于常见的妇科手术，虽然技术日渐成熟，但妊娠期子宫血管丰富，宫体变软，人流时胎盘被剥离后，子宫壁上留下创面导致人流后会有出血症状，这种情况随着子宫收缩及创面修复，一般经过3～5天阴道流血会渐渐停止，最多不超过10～15天。但手术还会导致一些并发性的短期或近期的不适或后遗症，对女性的身体健康依然会造成比较大的伤害，医学上称为"人流后综合征"。人流后综合征主要有以下四种。

（一）人流后紧张综合征

有些早孕妇女在做人流扩宫或负压吸引、钳刮手术过程中，因为过分紧张或局部刺激过强，引起明显的神经兴奋反射，促使冠状动脉痉挛，心肌收缩力量减弱，心脏排血量减少或发生心律失常。这种原因会造成人流后出现恶心、呕吐、头晕、胸闷、气短、面色苍白、大汗淋漓、四肢厥冷、血压下降、心律不齐等症状，严重者甚至会发生抽搐、昏厥。

（二）人流后疼痛综合征

有的早孕妇女在做人流手术过程中尚无明显症状，但经数小时后突然发生恶心、呕吐、晕厥、下腹痉挛性疼痛、子宫增大并有显著压痛等症状。这主要是由于人流手术使子宫与胎盘的连接骤然中断，宫内出血未清除，促使相当数量的前列腺素由机体释放到血液循环中所致。

（三）人流后虚弱症

体质虚弱或患有慢性病的早孕妇女在做人工流产后，有时会出现腰酸、眩晕、耳鸣、脚软、出汗、食欲不振、神疲乏力、面色萎黄、失眠多梦、白带增多等人流后虚弱性症状。中医辨证为肝肾受损、气血亏耗。

（四）人流后月经失调综合征

人流后，由于内分泌的改变，或由于精神压力及缺少休息，尤其是人流后胎盘绒毛膜促性腺激素骤然消失，使卵巢一时未能对垂体前叶的促性腺激素发生正常反应，可出现月经过少、闭经和月经不调，同时还伴有乳房胀痛、肥胖及周期性腹痛等症状，称为"人流后月经失调综合征"。

三、人工流产后营养治疗的原则是什么？

人工流产对女性身心健康的影响是显而易见的。它不仅对身体有一定的损伤，加上流产过程中所承受的心理压力和肉体痛楚，常导致身体比较虚弱，有的人因流失较多血液还会有贫血倾向，因此，饮食上的适当补养是十分重要的。那么，人工流产后怎样进行补养？补养多久？人工流产后的饮食原则是什么？

人流后补养的程度、补养持续的时间，应该视流产者的体质、失血量而定，既不要使其营养过剩，也不可使其缺乏营养。一般在流产后的补养时间应以半个月为宜，平时身体虚弱、体质较差或在流产时失血较多的女性可酌情延长补养的时间。

人流手术后的饮食需要有抗感染、补气血、调心绪、防氧化的多重功效，食物搭配既要营养全面、品种多样，又要避免过高热量的脂肪，为女人的全面康复提供最大的助力。在人工流产的复原过程中，应掌握以下饮食原则：首先，要摄取充足的优质蛋白质、维生素，尤其是应注意补充铁质，以预防贫血的发生；其次，食物选择既要讲究营养，又要容易消化吸收。具体如下。

（一）供给足量水和维生素

人工流产手术后，多数患者由于身体较虚弱，常易出汗，因此还要注意水分的补充。补充水分应少量多次，减少水分蒸发量；汗液中排出水溶性维生素较多，尤其维生素C、维生素B_1、维生素B_2，因此，应多吃新鲜蔬菜、水果，这也有利于防止便秘。

（二）摄入高蛋白饮食

蛋白质是抗体的重要组成成分，如摄入不足，则机体抵抗力降低。人流后子宫需要一个月左右复原。因此，要注意增加营养，摄入足量的蛋白质，增强机体对疾病的抵抗力，促进受伤器官的早日修复。人工流产后半个月之内，应多补充蛋白质类食物，每公斤体重应给1.5～2克，每日量约100～150克。

（三）限制脂肪、刺激性食物及寒性食物的摄入

在正常饮食的基础上，适当限制脂肪摄取量。术后一星期内脂肪控制在每日80克左右。行经紊乱者，忌食刺激性食品，如辣椒、酒、醋、胡椒、姜等，这类食品均能刺激性器官充血，增加月经量。橘子、苦瓜、萝卜、山楂、螃蟹、田螺、蚌等有理气、活血功能及寒凉性食物，亦应禁食或慎食。

（四）补充铁质，预防贫血

多食有补铁生血作用的食物，同时摄入充足的维生素C，这样更能增加铁质的吸收和利用效率，因此，饮食上需要注意荤素搭配。

另外，流产后多数女性会有负面情绪，为缓解情绪并恢复自信，应当增加膳食当中的维生素B_1、维生素B_6、叶酸、维生素C、钾、铁和钙。

四、人工流产宜用和忌用的食物有哪些?

（一）宜用食物

人流后女性体质虚弱，应补充高蛋白和维生素，补铁补血，增强免疫力，促进身体快速恢复。那么人流后吃什么食物对恢复最好呢?

❂ 高蛋白饮食

如鸡肉、鱼类、猪瘦肉、蛋类、奶类和豆类、豆类制品等。

❂ 补血补气饮食

人流手术后常出现虚弱、苍白、腰痛、容易疲劳等症状，传统医学认为这是因气血两伤所致，所以，流产后日常补养气血应多食黄芪、阿胶、红糖、大枣、糯米、粳米、老鸡、生姜、菠菜、乌梅等对人流手术后有收敛止

血、补气补血功效的食品。此外，猪肉、动物肝脏、血豆腐也有补铁生血的作用。同时，日常饮食中保持维生素C的充足摄入，能增加铁质的吸收和利用的效率。以下食物均有好的益气补血的作用，适合流产后食用。

（1）桂圆：中医认为，桂圆味甘、性平、无毒，入脾经心经，为补血益脾之佳果。流产后体质虚弱者适当吃些新鲜桂圆或干桂圆肉，既能补脾胃之气，又能补心血之不足。

（2）红枣：红枣中含维生素C最多，还含有大量的葡萄糖和蛋白质。中医认为，红枣是水果中最好的补药，具有补脾和胃、益气生津、调整血脉、和解百毒的作用，尤其适合脾胃虚弱、气血不足的流产后体质虚弱者食用。

（3）橘子：橘子中含维生素C和钙质较多。维生素C能增强血管壁的弹性和韧性，防止出血。

（4）鲤鱼：味甘，性平。能补脾健胃，用于脾胃虚弱，饮食减少，食欲不振；适于流产后气血不足者食用，能促进子宫收缩。

（5）人参：被人们称为"百草之王"，是驰名中外、老幼皆知的名贵药材。人参性平、味甘、微苦，微温。归脾、肺经、心经。对造血功能的有保护和刺激作用。主治一切气血津液不足之症。流产后脾胃虚弱、气血不足者宜多吃。

（6）黑木耳：木耳中铁的含量极为丰富，故常吃木耳能补血。木耳含有维生素K，能维持体内凝血因子的正常水平，防止出血。具有补气养血的功效，适合气血不足的流产后体质虚弱者食用。

�֎ 保持平和心绪的食物

膳食当中的维生素B$_1$、维生素B$_6$、烟酸、维生素C、钾、铁和钙是对抗负面情绪的必需元素，而巧克力、奶酪、苹果、香蕉、金针菜、坚果（花生、核桃、松子等）、奶品等食物则是含这些元素丰富的食物，故应增加食用量。

（二）忌用食物

�֎ 寒性食物

寒性食物不利于流产后身体内瘀血的排出。所以，人工流产后食物均以温补为上。应忌食柿子、梨、黄瓜、苦瓜、田螺、鳖、螃蟹、河蚌、马蹄、田螺、猪肠、猪脑、猪髓、桑葚、猕猴桃、甘蔗等寒性食品。

�֎ 不易消化的食品

人工流产后胃及肠蠕动均降低，对食品的消化功能便会下降，因此，女性在人工流产后应该注意不宜进食不易消化的食品，以免造成消化不良，影响女性身体恢复。所以，女性在人工流产手术后应在维持正常饮食的基础上适当对脂肪的摄入进行限止，油腻的食物如肥肉、动物油脂、油炸花生等尽量少食，以免引起消化不良。另外，因人工流产后完全休息，高脂肪食物会降低食欲并且减少蛋白、糖类、维生素的摄入，也易致胖。而油炸的饮食还会加重口干、便秘等症状。

❀ 辛辣刺激性食物

人工流产后不能吃辛辣有刺激性的食物，如辣椒、胡椒、姜、酒、醋等，尤其是月经比较紊乱的患者。这类食物可以刺激女性的生殖器官充血，增加月经量，进而延长出血时间，加大感染的机会，不利于女性身体恢复。

❀ 生冷的食物

人工流产后应忌食生冷食物，如生冷瓜果、冰冻冷饮、冰制品、凉拌生菜等低温食品。特别是脾胃功能欠佳的女性，过于寒凉的食物会伤脾胃，影响消化。

❀ 坚硬的食物

在人流后胃张力及肠蠕动较弱，会引起消化不良，所以应避免坚硬食物的摄入。关键是要保护自己的牙齿，所以不要吃过硬食物。

❀ 活血化瘀的食物

人流后不要吃活血化瘀的食物，因为活血化瘀的食物会加重出血量，容易让人贫血，如葡萄、山楂、柠檬等。

❀ 烟酒

人流后应禁忌烟酒，吸烟及饮酒不利于子宫内膜的修复，增长女性阴道流血的持续时间，影响女性身体的恢复。而长期的阴道流血会加重感染，继发其他妇科病。

五、人工流产后的药膳调治

人工中止妊娠（流产、引产）多在孕早、中期进行，此时孕妇热能代谢增加，而消化功能减弱。此类女性应选择一些富含营养、易于消化吸收的食物，尽量不吃或少吃油腻食物或具有理气、活血、清热的食物。另外，流产引起产后失血，子宫损伤，抵抗力下降。因此女性在流产后，一定要摄入充足的优质蛋白质、维生素和无机盐，尤其应补充足够的铁质，以免发生贫血。

总之，人流术后的饮食搭配既要营养全面、品种多样，又要避免过高的热量。患者可根据自己喜好的不同，在饮食原则的前提下，自行调制以下食谱。

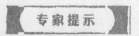 乳鸽枸杞汤

【原料配方】乳鸽1只，枸杞30克，精盐适量。

【制作方法】将乳鸽去除毛杂及内脏，洗净，与枸杞及适量清水一同放入锅中，大火烧开。再用小火炖煮2个小时，调入精盐即成。

> **专家提示**
>
> 枸杞一般不宜和过多茶性温热的补品，如桂圆、红参、大枣等共同食用。

【食疗功效】吃肉饮汤，每日1剂，分两次服完。益气、补血、理虚。适合人流后体倦乏力、自汗、身体虚弱等症状的女性服用。

益气鹅肉汤

【原料配方】肥鹅1只，黄芪、党参各10克，山药50克。

【制作方法】将鹅宰杀去除毛杂、内脏，用清水洗净，切块，将山药切成薄片。将黄芪、党参用干净纱布包好，与鹅肉块、山药片同入锅中，加适量清水，煮至鹅肉熟透后，捞出药包即成。

>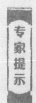
> **专家提示**
>
> 鹅肉具有益气补虚、和胃止渴等作用，尤其适合身体虚弱、气血不足之人食用。但皮肤过敏、肠胃虚弱、皮肤疮毒等患者不宜食用。

【食疗功效】可食肉饮汤，每周服1剂，分数次服完。益气健脾。本方是一剂大补元气之方，尤适用于妇人流产后，恢复、补养之用，特别是人流后出现气短懒言、面色萎黄、体倦乏力等症状的女性服用。

童子鸡汤

【原料配方】童子鸡1只，党参、黄芪、枸杞子各12克，黑木耳、香菇各15克，精盐适量。

【制作方法】将童子鸡宰杀，去除毛杂及内脏，洗净，与党参、

> **专家提示**
>
> 童子鸡补益功效高，久病、瘦弱之人用来补身，童子鸡不但能补气补血，还可祛风。

黄芪、枸杞子、黑木耳、香菇及适量的清水一同放入锅中，用大火烧开后，再用小火炖煮2个小时，调入适量的精盐即成。

【食疗功效】可食鸡肉、喝汤。调补肝肾气血。适合人流手术后体质虚弱的女性服用。

益母草汤

【原料配方】益母草30~60克，荔枝核15克，鸡蛋2枚，红糖适量。

【制作方法】将上述原料与适量清水一同放入锅中炖煮，待鸡蛋熟后，将蛋壳去掉，再煮片刻。然后滤去药渣，加入适量的红糖调味即成。

> **专家提示**
>
> 益母草味苦、辛，性微寒，可去瘀生新，活血调经。

【食疗功效】可吃鸡蛋、饮汤。活血化瘀止痛。此汤可帮助女性排出瘀血，缓解腹痛。一般吃过1小时左右即可有瘀血从阴道流出，随后腹痛缓解。

鸡蛋枣汤

【原料配方】鸡蛋2个，红枣10个，红糖适量。

【制作方法】锅内放水煮沸后打入鸡蛋卧煮，水再沸下红枣及红糖，文火煮20分钟即可。

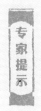

> 鸡蛋味甘，性平，可补肺养血，滋阴润燥，用于气血不足，病后体虚，失眠烦躁，心悸等，是扶助正气的常用食品。能补阴益血，除烦安神，补脾和胃。

【食疗功效】早晚服用。具有补中益气和养血作用。适用于贫血及病后、产后气血不足的调养。

荔枝大枣汤

【原料配方】干荔枝100克，大枣10枚。

【制作方法】干荔枝、大枣洗净后加水煎服。

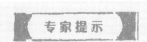

> **专家提示**
>
> 荔枝具有补脾益肝、理气补血、温中止痛、补心安神的功效。

【食疗功效】每日1剂。具有补血生津作用。适用于妇女贫血及流产后体虚的调养。

▲ 花生红枣汤 ▲

【原料配方】花生200克、红枣150克。

【制作方法】共加水煎服。

【食疗功效】每日1剂。具有益气、补血、生津的作用,很适宜流产后虚弱体质者的调养。

> **专家提示**
>
> 花生红枣汤可补脾和胃,养血止血,润肺通乳。可用于气血不足,各种失血病。

▲ 桂 圆 汤 ▲

【原料配方】桂圆肉9克,水2碗,砂糖2匙。

【制作方法】桂圆肉9克,加水2碗,煎煮成1碗,加砂糖2匙再煮沸。趁温喝汤吃桂圆肉。

> **专家提示**
>
> 如人流紧张综合征在术后出现,可煮服葱粥,即用糯米煮粥,临熟加入葱数茎,加调味品趁热服食,能通阳调气,很快缓解症状。

【食疗功效】在人流前1小时喝碗桂圆汤,能益气养血,镇定心神,预防人流紧张综合征的发生。体质虚弱,胆小、过敏的早孕妇在做人流手术前,可先喝一碗桂圆汤。

▲ 鸡蛋艾叶当归汤 ▲

【原料配方】鸡蛋2个,艾叶10克,当归10克,生姜15克。

【制作方法】将艾叶、当归、生姜、鸡蛋(带壳)加水适量煎煮。鸡蛋煮熟后去壳取蛋,放入再煮。煮好后,饮汁吃蛋。

> **专家提示**
>
> 艾叶味辛、苦,性温,可温经止血,散寒止痛;当归用于失血后气血耗伤,或气虚血亏,体倦乏力,头昏。

【食疗功效】能疏达调和气血,对治疗人流后月经失调有较好效果。

▲ 薏仁枸杞汤 ▲

【原料配方】薏仁500克，枸杞95克。

【制作方法】共加水煮熟食用。

【食疗功效】每日6次。具有益气、补血、生津的作用，很适宜流产后虚弱体质者的调养。

> **专家提示**
>
> 薏仁又名苡仁、苡米、苡米仁，是常用的中药，又是普遍、常吃的食物。薏仁较难煮熟，在煮之前需以温水浸泡2～3小时，让它充分吸收水分，在吸收了水分后再与其他米类一起煮就很容易熟了。

▲ 山药鸡汤 ▲

【原料配方】鸡肉800克，山药800克，红枣85枚，党参80克，黄酒、水适量。

【制作方法】共煮熟后食用。

【食疗功效】食肉饮汤，每日6次。具有益气、补血、生津的作用，很适宜流产后虚弱体质者的调养。

> **专家提示**
>
> 山药鸡汤不只是适合流产者食用，而且具有滋养容颜，健胃助消化，敛虚汗，止腹泻的功效，对于消渴及夜尿、尿频、妇科炎症等症状也有不错的治疗效果，同时，具有调节肠胃、补肾强腰、防止产后腰酸、腰痛的作用。

▲ 豆浆大米粥 ▲

【原料配方】豆浆2碗，大米50克，白糖适量。

【制作方法】将大米淘洗净，以豆浆煮米作粥，熟后加糖调服。

【食疗功效】每日早空腹服食。具有调和脾胃、清热润燥作用。适用于人流后体虚的调养。

> **专家提示**
>
> 豆浆富含植物蛋白和磷脂，还有维生素B$_1$、B$_2$和烟酸等有益物质，豆浆味甘、性平，有健脾养胃、补虚润燥，滋阴滋补等作用。

▲ 莲子荷叶粥 ▲

【原料配方】莲子60克，芡实60克，鲜荷叶一张，糯米30克。

【制作方法】莲子去心，芡实去壳，荷叶剪块，洗净后加糯米一起放入砂锅，加水适量煮熟，食时加适量白糖。

【食疗功效】夏秋季选用。补虚止白带，安神补气，镇逆止呕吐。

牛乳粥

【原料配方】牛乳适量，大米100克，白糖少许。

【制作方法】先取大米淘净，加清水适量煮粥，待煮至半熟时，去米汤，加乳汁，白糖，煮至粥熟服食。

【食疗功效】每日2次，早晚空腹温热服食。可补虚损，健脾胃。

猪脊肉粥

【原料配方】猪脊肉60克，大米90克，调料少许。

【制作方法】先将猪脊肉洗净，切丝，加淀粉、料酒、酱油少许调匀备用。先取大米淘净，加清水适量煮粥，待沸时调入猪脊肉，煮至粥熟，食盐、味精、姜、葱调味，再煮一二沸服食，每日1剂。

【食疗功效】可滋养脏腑，润泽肌肤。

山药奶肉羹

【原料配方】山药100克，羊肉500克，生姜15克，牛奶半碗，食盐少许。

【制作方法】先将羊肉洗净，与生姜同放锅内，加水以文火清炖

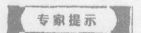

半日，取炖好的羊肉汤一碗，加入山药片，共煮烂后，再加牛奶、食盐，煮沸服食。

【食疗功效】可益气养血。

虫草炖鸭

【原料配方】冬虫夏草10克，老公鸭1只，葱、姜、黄酒、骨头汤、食盐、胡椒粉、味精各适量。

【制作方法】将葱切成段。将姜切成片。将鸭子杀死，去除毛杂及内脏，用清水洗净，放入沸水锅

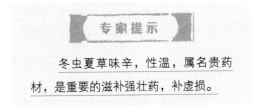

专家提示

冬虫夏草味辛，性温，属名贵药材，是重要的滋补强壮药，补虚损。

中焯一下。捞出后将鸭头顺颈劈开，取虫草8～10枚装入鸭头中，再用棉线缠紧备用。将余下的虫草和葱段姜片一起放于鸭腹中。然后将整只鸭放入汤盆内，加入适量的骨头汤、食盐、胡椒粉和黄酒，上锅蒸至鸭子熟透，去掉葱、姜，调入适量的味精即成。

【食疗功效】可分2～3天吃完。此方具有补肾健脾的功效，适合在人流后出现腰膝酸软、畏寒肢冷、食欲不振等症状的女性服用。

糖饯红枣

【原料配方】干红枣50克，花生米100克，红糖50克。

【制作方法】红枣洗净温水浸泡，花生米略煮，去皮备用。枣与花生米同入锅内，加适量水，以文火煮30分钟。捞出花生米，加入红糖，待糖溶化后收汁，即可食用。

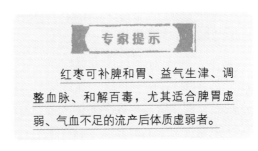

专家提示

红枣可补脾和胃、益气生津、调整血脉、和解百毒，尤其适合脾胃虚弱、气血不足的流产后体质虚弱者。

【食疗功效】代茶频饮。养血、理虚。适用于流产后贫血或血象偏低等。

韭菜猪腰菜

【原料配方】韭菜100克，羊肝、猪腰各150克，豆油、葱、姜、精盐各适量。

【制作方法】将韭菜洗净切段，将羊肝猪腰切片，将葱切段，姜切成

片，向锅内倒入适量豆油，待油热后，将葱段和姜片放入锅中翻炒片刻。放入备好的韭菜、羊肝和猪腰，炒熟后加入适量精盐调味即成。

【食疗功效】可佐餐服食，每日服1次，在月经前连服数日。调和气血。对治疗人流后月经失调综合征有较好的效果。

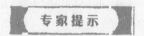

专家提示

猪腰忌食用过多。

△ 参芪母鸡 △

【原料配方】老母鸡1只，党参50克，黄芪50克，淮山药50克，大枣50克，黄酒适量。

【制作方法】将宰杀去毛及内脏的母鸡，加黄酒淹浸，其他四味放在鸡周围，隔水蒸熟。

【食疗功效】分数次服食。具有益气补血作用。适用于流产后的调补。

专家提示

鸡屁股是淋巴最为集中的地方，也是储存病菌、病毒和致癌物的仓库，应弃掉不要。

△ 田七炖鸡 △

【原料配方】田七5~10克，鸡肉50克。

【制作方法】用油将田七炸至金黄色，研成细末，再将鸡肉洗净，加生姜两片，一起放入壶内隔水炖熟，调味后，分数次服食。

【食疗功效】田七性甘温有止血、散血、定痛、消肿、下血等作用；鸡肉性甘平,有补气益虚、添精髓等作用。

专家提示

但感冒发热、内火偏旺、痰湿偏重之人、肥胖症、患有热毒疔肿之人、高血压、血脂偏高、胆囊炎、胆石症的人忌食田七炖鸡。

△ 三味补养鸡 △

【原料配方】母鸡1只，当归15克，西党参15克，益母草20克，生姜末、细盐、葱、料酒等适量。

【制作方法】将3味中药用干净纱布袋包好，扎口。宰杀母鸡整净，放沸水中烫3分钟，大火炖，至鸡肉全烂时，即可分餐食用。

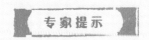

专家提示

流产后病人往往身体虚弱，气血双亏，因而应多吃些鸡等补品。

【食疗功效】益气补血，活血化瘀。本菜适用于气血两虚型的流产或小产病人服食。

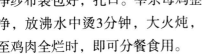 归芪蒸鸡

【原料配方】母鸡1只，炙黄芪100克，当归20克，调料适量。

【制作方法】先将归芪用布包好，母鸡去毛杂，洗净，放入沸水锅内汆透，取出，放入凉水内冲洗干净，沥净水分，纳归芪于鸡腹中，放盆内，摆上葱、姜，加鸡清汤、黄酒等，用湿棉纸将盆口封严，上笼蒸约两小时取出（如将鸡

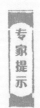

专家提示

母鸡不但能补气补血，还可祛风，母鸡愈老，功效越好。因为老母鸡肉多，钙质多，用文火熬汤，最适宜贫血患者及孕妇、产妇和消化力弱的人补养。

放入锅内，文火煨炖，即成归芪炖鸡）。去棉纸及葱、姜、黄芪等，味精、食盐调味即可服食。

【食疗功效】可滋补气血。

参枣糯米饭

【原料配方】党参15克，红枣10颗，糯米500克。

【制作方法】党参、红枣泡发后，煮半小时，捞出党参、红枣，药液备用。将洗净的糯米蒸熟，如

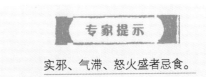

专家提示

实邪、气滞、怒火盛者忌食。

在盘中，把党参、红枣放置其上，再将白糖加入药液中煎成浓汁，浇于饭上即成。分数次服食。

【食疗功效】党参味甘，性平，可补中益气，生津益血；红枣性甘温，具有养血安神之效。

第九章

更年期综合征食疗

更年期是妇女由生育期过渡到老年期，卵巢功能逐渐衰退直到完全消失的一个过渡期。多发生于45～55岁之间，持续时间2～5年左右。此期机体将产生一系列的变化，最明显的就是绝经。绝经年龄一般在40至50岁之间。更年期综合征就是在绝经前后，因卵巢功能减退、雌激素减少，大部分妇女在更年期出现以自主神经功能失调，内分泌系统紊乱的症候群，称为更年期综合征。因其持续时间长，临床表现复杂多样，身体和心理可同时出现多种变化，严重危害妇女身心健康，甚至影响生活和工作。

中医认为滋阴补肾，壮骨填髓为治本之法，疏肝解郁，健脾和胃为对症之策，益气化痰，则是防止更年期综合征进一步发展的必要措施。除采用适当的药物治疗外，采用食疗法也有较好疗效。

一、更年期综合征的病因是什么？

更年期综合征在中医属"绝经前后诸症"或"断经前后诸症"等病症。中医认为本病是肾气渐衰，天癸将竭，阴阳失衡而致。其发生原因为体内代谢紊乱所致，也与外界各种不良刺激有关，因而出现一些脏腑功能紊乱，月经紊乱等症状。主要体现在两个方面。

（一）生理上的变化

生理上的变化有卵巢功能的衰退，分泌雌激素和排卵逐渐减少并失去周期性，直至停止排卵；垂体分泌促卵泡激素和促黄体素过多。雌激素的靶器官如阴道、子宫、乳房、尿道等的结构和功能改变。从而在围绝经期出现月经不规则、潮热、多汗、心悸、尿频、尿失禁、阴道干燥、性欲减退、睡眠差、骨质疏松及身体发胖等一系列生理现象。随着生理的改变妇女还可出现一些心理上不适反应如情绪不稳定、记忆力下降、多疑、多虑和抑郁等。虽然更年期通常自然发生，但是它可能因卵巢外科切除手术引起，这叫作外科手术性更年期。从癌症治疗造成的卵巢功能衰退也能引起更年期，例如化学疗法或者放射治疗。

（二）女性个体素质、健康状态、社会环境及精神神经等原因

如在社会关系方面，更年期妇女面临一些社会问题如职业困难、离婚、父母疾病或死亡、孩子长大离开身边等，这一切都给她们带来精神压力，在一定

程度上干扰了绝经期妇女的生活、工作及其与他人的关系。她们常觉得自己变老了，不喜欢参加公共活动，对家人容易发脾气。出现这些情况，如果得不到社会和家人的理解，很容易导致家庭矛盾，甚至危及妇女的健康。

二、更年期综合征有哪些症状？

更年期综合征临床表现是多方面的。在临床上，更年期可分为肾阳虚、肾阴虚和肝气郁结几种。

✿ 肾阴虚

月经周期紊乱，量少，色鲜红。面部阵发性潮红，精神紧张，心烦易怒，手足心热，头晕耳鸣，失眠汗多，口干，便秘，舌质红少苔，脉弦细略数。

✿ 肾阳虚

月经周期先后不定，量忽多忽少，淋漓不断或数月不停。其他症状有色淡，面色晦暗，精神萎靡，畏寒肢冷，纳少便溏，腰痛阴坠，或有浮肿，舌淡苔薄白，脉沉细无力。

✿ 肝气郁结

胸闷胁痛、乳房胀痛，烦躁易怒，夜寐多梦，口苦咽干、舌淡、苔薄白，脉弦。

这些常见症状可归纳成以下四大类。

（一）精神、神经症状

如忧虑、抑郁、易激动、失眠、好哭、记忆力减退、思想不集中等，有时喜怒无常，类似精神病发作。

（二）心血管症状

阵发性潮红及潮热，每天数次至数十次，时热时冷，影响情绪、工作及睡眠，常使患者感到十分痛苦，有时还伴有心悸、胸闷、气短、眩晕等症状。

（三）月经失调症状

月经周期紊乱，经期延长、经血量增多甚至血崩，有些女性可有周期延长、经血量逐渐减少，以后月经停止；少数女性更年期出现骤然月经停止症状。

（四）骨及关节症状

更年期女性往往有关节痛的表现，一般多累及膝关节。由于雌激素下降，骨质吸收加速，导致骨质疏松，临床多表现为腰背酸痛。

三、更年期综合征营养治疗的原则是什么？

更年期的饮食原则以补肾为本，肾阳虚者，治以温肾扶阳，佐以健脾；肾阴虚者，治以滋肾柔肝，育阴潜阳；肾阴、阳两虚者，治以肾阴阳双补。食疗的选择除根据病症的区别外，还要注意选择低脂、高维生素和碱性食物，以延缓衰老、增进健康。为减少恶性肿瘤的发病，更年期妇女饮食应以清淡易消化为主，常食富含钙的食物，每天至少喝一杯牛奶，最好能喝500毫升，另外，多吃豆类食品及水果蔬菜，多饮水，要保持大便畅通。同时，更年期妇女容易发生心烦、多汗、潮热等自主神经系统不稳定症状，故饮食中应注意健脾、养心。此外，此期间应加强体育锻炼，增强体质，调整神经功能，保持心情舒畅。

总的来说，在科学进餐，合理膳食方面，具体有以下几点，可供饮食参考。

（一）多吃含优质蛋白质的食物

蛋白质食物可用牛奶、瘦肉、鱼虾、豆制品等。这些食物易为机体所利用，以修补组织，提供益血的营养成分。最好多吃鱼和豆制品，因豆制品中除含有丰富的蛋白质外，还有多种无机盐和脂肪酸，能改变脂蛋白的结构，增加高密度脂蛋白的比值，促进脂蛋白的代谢，预防动脉硬化的形成，所以应为更年期首选的食品。

（二）适量补充碳水化合物

碳水化合物大量存在于米、面等主食，及豆类、水果蔬菜和植物的根茎内。碳水化合物是提供热量的来源，过剩则转化为脂肪储存起来。所以，不要吃白糖、甜点、含糖零食，主食适当限制，可多吃些粗粮。

（三）多吃富含B族维生素、维生素C、维生素E的食物

新鲜蔬菜、水果、全麦、糙米、豆类、牛奶、动物的肝肾、猪瘦肉等，含有丰富的B族维生素或维生素C。维生素B有维持神经健康、增加食欲和促进消化的作用，有利于增加机体抵抗力。维生素C可促进铁的吸收，降低微血管脆性，可纠正贫血和增强抵抗力。维生素E是机体内重要的抗氧化剂，能推迟机体免疫系统的衰老过程，增加免疫功能，延缓衰老和预防更年期绝经后动脉粥样硬化的发生，多存在于植物组织中，其中麦胚油中含量最多。

（四）多吃富含钙、铁、铜、锌、硒等微量元素的食物

要吃些牛奶、豆类、海鲜、绿叶蔬菜、水果、干果等，以补充因雌性激素不足而引起的缺钙和失血过多导致的贫血。由于25%的更年期妇女患有骨质疏松，骨蛋白和骨钙缺失。补充钙类食物非常有必要。乳类含钙最丰富、最易被吸收利用。养成每日饮用1~2杯奶的习惯，对防止更年期骨折很有帮助。猪肝含有丰富的铁及维生素A、B_{12}、叶酸等，是治疗贫血的重要食物。锌能增加免疫系统和神经系统的功能，改善思维、记忆，防衰老，动物肝、鱼、牡蛎、果仁、芝麻、花生等食物中含量丰富。硒是"抗癌明星"，多存在与肉类、海产品、肝、肾、奶等中。

（五）多吃有利安神降压、降血脂的食物

多吃些安神降压食品，如猪心、芹菜叶、红枣汤、红果制品、酸枣、桑葚等，以及玉米、绿豆、芹菜、洋葱、莲子、百合、山楂等降血压的食物；多吃些糙米、高粱面、玉米面、纤维蔬菜、水果、豆类及制品等降脂的食物。这样可预防血脂、胆固醇升高而引起的动脉硬化和冠心病。再者，少盐饮醋，可除疲劳，降胆固醇，防止动脉硬化，抗衰老，特别对防止骨质疏松症出现有益。

（六）多吃与抗衰老相关的食物

常吃些蜂乳、花粉、大豆及豆制品、花生、黑芝麻、核桃肉、牛奶、银耳、香菇、新鲜蔬菜、水果、鱼类、瘦肉之类和一些滋补的人参、冬虫夏草、燕窝、绞股蓝等中药。能增强人体免疫功能或有延缓衰老的作用。必要时，可吃些活血化瘀的丹参、益母草、川芎等药物，不仅可改善人体微循环，还可扩张血管，改善心脑等血液供应，从而能改善这些器官的活性。

（七）避免食用高胆固醇食物

避免食用高胆固醇食物，如无鳞鱼、动物内脏。动物内脏虽然富含B族维生素、钙、铁、铜等，但因其含胆固醇高，中老年食用弊大利少，故不宜多食用。动物脑、鱼子、蛋黄、肥肉等胆固醇高的食物，都应尽量少吃或不吃。烹调要用植物油。因为大多数动物油可使胆固醇增高。植物油不仅能促进胆固醇的代谢，还能供给人体多种不饱和脂肪酸，如亚油酯、亚麻油酸、花生四烯酸等。植物油中以葵花籽油、豆油、芝麻油、玉米油、花生油较好。

（八）多吃疏肝理气助消化的食物

多吃疏肝理气助消化的食物，如山楂、九制陈皮、橘子等。此外，禁吃刺激性食物，如酒、可可、咖啡、浓茶以及各种辛辣调味品如葱、姜、蒜、

辣椒、胡椒粉等，以保护神经系统。

四、更年期综合征宜用和忌用的食物有哪些?

（一）宜用食物

更年期综合征食疗应注意选择低脂、高维生素和碱性食物，以延缓衰老、增进健康。饮食应以清淡易消化为主：常食富含钙的食物，每天至少喝一杯牛奶，另外多吃豆类食品及水果蔬菜，还要保持大便畅通。以下为推荐食物。

❈ 木耳

有黑木耳和白木耳之分，白木耳含有丰富的胶质、多种维生素、氨基酸及丰富的微量元素。中医认为白木耳有润肺止咳、生津滋阴、益气和血、补脑强心及补肾的作用，对女性更年期肺肾阴虚、燥热口干、虚热口渴者，食之最宜。黑木耳则有补气作用，更能凉血止血，故更年期月经紊乱尤其是月经过多，淋漓不止时，尤为适宜。

❈ 燕窝

性平味甘，有滋阴润燥，益气养阴，添精补髓，养血止血的功效，是一味清补佳品。如《本草求真》所说："燕窝，入肺生气，入阴滋水，入胃补中，其补不致燥，润不致滞"。对体质虚弱，肺肾阴虚，或表虚多汗的更年期妇女，宜常食之。

❈ 百合

亦为一种清补食品，有润肺、补虚、安神作用。若女性在更年期出现心神失常、虚烦惊悸、神志恍惚、失眠不安者，最宜使用。《日华子本草》就曾说它具有安心、安胆、养五脏的功效。

❈ 莲子

性平味甘涩，有益肾气、养心气、补脾气的功用。《本草纲目》中说"莲子交心肾，厚肠胃，固精气，强筋骨，补虚损，利耳目"。适宜女性更年期心神不安烦燥失眠，或夜寐多梦、体虚带下者食用。

❈ 枸杞子

性平味甘，是中医最常用的滋补肝肾的中药，民间也习惯用枸杞子泡茶饮，以调补肝肾。凡更年期女性皆宜食用，对肝肾阴亏、阴虚火旺、头晕目眩、腰酸腿软者，食之颇有裨益。

✿ 桑葚

当5~6月份桑葚呈紫黑色时，更年期女性宜常食些新鲜的桑葚果。正如《随息居饮食谱》中所说，它有"滋阴补肾、充血液、息虚风，清虚火"的作用。女性更年期肝肾阴亏、头晕腰酸、手足心热、烦燥不安、心悸失眠、月经紊乱时，常吃些桑葚，可以收到补肝、益肾、滋阴、养液的功效。虚液退而阴液生，则肝心无火，魂安而神自清宁。

✿ 甲鱼

甲鱼性平味甘，有滋阴作用。清王孟英说它能"滋肝肾之阴，清虚劳之热"。故对肝肾阴虚，或阴虚内热，出现手足心热，或烦热不安，或头昏腰酸、月经紊乱不止，或烘热汗出、舌苔光剥者，最宜食之。

✿ 鸭肉

鸭肉性凉味甘甜，是一种滋阴清补食品。《别录》称它"补虚除热"。《除息居饮食谱》说鸭肉能"滋五脏之阴，清虚劳之热"。对于女性更年期阴虚火旺者食之最宜。

✿ 淡菜

淡菜有补肝肾、益精血的作用。《本草汇言》说："淡菜，补虚养肾药也"。清王孟英亦云"补肾，益血添精"。故肝肾阴虚、目眩耳鸣、心悸自汗、月经错乱、腰酸腿软的更年期女性，宜常食之。

✿ 牡蛎肉

牡蛎肉性平，味甘咸，能养血滋阴，对阴虚内热、烦热失眠、心神不安的更年期者，食之最宜。《本草拾遗载》："煮食，主虚损，妇人血气，调中。"《医林纂要》亦云："清肺补心，滋阴养血"。崔禹锡在《食经》中还说，牡蛎肉"治夜不眠，志意不定"。所以，女性更年期综合征或有神经官能症表现者，常食有益。

✿ 蚌肉

蚌肉性寒味甘咸，有滋阴清热的功用，更年期女性多为阴虚生内热，出现一系列的心烦失眠、头晕烘热、心悸易怒、口干自汗、月经紊乱等阴虚火旺之象，服食蚌肉，最为适宜。如《本草雨新》说，蚌肉"治肝热、肾衰"。《随息居饮食谱》云："蚌肉清热滋阴，养肝凉血"。所以，肝肾阴虚、内热偏旺的更年期综合征者，常用蚌肉熬汤喝，有一定的食疗效果。

✿ 乌贼鱼

乌贼鱼性平味咸，在妇女更年期，宜常食之，这对月经紊乱、或前或后、或多或少、心烦多汗、阵阵烘热、口干失眠、手足心热等更年期综合征，可以起到滋阴、补虚、养血清热的功效。

✿ 阿胶

更年期妇女阴血不足、冲任空虚，出现一系列的症候群。阿胶能滋阴养血、补益冲任，故绝经前后宜常食之。古人云："阴不足者，补之以味，阿胶之甘，以补阴血"。《本草经疏》中亦说："阿胶，主女子下血，腰腹痛，四肢酸痛，虚劳羸瘦，阴气不足，脚酸不能久立等症，皆由于经血虚，肝肾不足，当补肝益气。取其入肺、入肾、益阴滋水、补血清热之功也"。若用阿胶烊化后，加入炒研的黑芝麻、核桃肉，冷后切块嚼食，更为适宜。

✿ 大豆

大豆中含异黄铜类植物雌激素，有丰富的蛋白质、纤维素、维生素和植物营养素，不仅能预防疾病、促进健康，更是人体必须微量元素的"仓库"，能缓解潮热、夜汗的症状。大豆异黄酮是大豆生长中形成的一类次级代谢产物。由于是从植物中提取，与雌激素有相似结构，因此大豆异黄酮又称植物雌激素，能够弥补30岁以后女性雌性激素分泌不足的缺陷，改善皮肤水分及弹性状况，缓解更年期综合征和改善骨质疏松，使女性再现青春魅力。研究表明，大豆异黄酮还有抗氧化、降低血胆固醇、预防乳腺癌等生理活性和美容作用。

✿ 生蚝

欧洲人称生蚝是"海洋的牛奶"，其中含18种氨基酸、糖原、B族维生素、牛磺酸和钙、铁、锌等营养成分，常吃可以提高机体免疫力。其钙含量接近牛奶，食后有助于强筋健骨、预防骨质疏松等。其铁含量为牛奶的21倍，维生素B_{12}含量也十分丰富，有预防贫血之效。生蚝中含有的氨基酸、铁、碘等物质还会使血液循环功能得到改善，能解决更年期女性手脚冰冷等问题。

✿ 芝麻

《神农本草经》说，芝麻主治"伤中虚羸，补五内、益气力、长肌肉、填精益髓"。芝麻味甘、性平，入肝、肾、肺、脾经。有补血明目、祛风润肠、生津通乳、益肝养发、强身体，抗衰老之功效。可用于治疗身体虚弱、头晕耳鸣、高血压、高血脂、咳嗽、身体虚弱、头发早白、贫血萎黄、津液不足、大便燥结、乳少、尿血等症。芝麻有黑白两种，食用以白芝麻为好，补益药用则以黑芝麻为佳。

此外，新鲜蔬果含有大量的植物化学物，其中的植物雌激素—木脂素对更年期病症有防治作用。所以，在中年人的健康食谱上应具备菠菜、油菜、胡萝卜、西红柿、青椒、菜花、芦笋等，按做熟后的重量算，每天最好摄入300～400克蔬菜，而且其中要有一定量的绿叶蔬菜。更年期妇女出现肝肾阴虚、内热偏旺的综合征候群时，还宜服食芝麻、首乌、海参、鳗鲡、蛙肉、龟肉、猪肾、猪心、蜂王浆、西洋参、沙参、当归、藕、食用菌、各种河鱼新鲜蔬菜水果等。若兼有肝热偏重者，还宜吃些菊花脑、芹菜、马兰头、黄瓜、丝瓜、绿豆、荷叶、番茄、菠菜、胡萝卜、菊花、决明子等。

（二）忌用食物

更年期综合征患者饮食也有所禁忌。

✤ 忌食辛辣之物

辛辣之物食后会使本已兴奋的神经系统进一步亢进，同时又会伤津耗液，加重烦躁激动，出现潮热汗出等症状。

✤ 忌食煎炒之物

该病症以阴虚内热型居多，食后会损伤阴液，加重内热之症，使口干咽燥，手足等症更严重。

✤ 忌食热性之物

主要针对阴虚内热型患者而言，食后会加重内热，出现烘热、失眠、口渴等一系列内热症状。

除应忌上述种类的食物外，更年期综合征患者还要适当控制脂肪摄入，尤其是限制富含饱和脂肪酸的动物脂肪等。以下食物要慎用。

（1）辣椒：辣椒性大热，味辛辣，是着名的大辛大热的刺激性食品，极易伤阴动火。女子更年期，多属肝肾阴虚，内火偏旺，本节宜忌原则中强调忌辛辣刺激性食物，所以，辣椒尤当忌吃。

（2）桂皮：即中药肉桂，是药食两用的调味佐料。性大热，味辛甘，有益火温阳之功，但又有性热助火、香燥伤阴，辛散动血之弊。凡阴虚火旺的妇女更年期综合征者，切勿多食。误食之，势必加剧内热炽盛的病情。

（3）丁香：丁香为五香粉调味品的成分之一。性温，味辛，多食久食，易助热上火耗阴。所以，《本草经疏》中指出："一切有火热证者忌之"。《随息居饮食谱》也认为："阴虚内热人忌之"。更年期妇女内热偏旺，切忌多吃常吃丁香之类五香调味品。

（4）炒米：称爆米花。为香燥伤阴食物，阴虚火旺的更年期综合症者忌食之。爆玉米花性同爆米花，也当忌食。

此外，女性更年期忌吃花椒、茴香、胡椒、芥末、榨菜、葱蒜、香烟等刺激性食品，忌吃可可、咖啡、白酒、浓茶等兴奋性饮料，忌吃肥肉、各种蛋黄、鱼子、猪脑、牛脑、羊脑等高脂肪高胆固醇食物。

五、更年期综合征患者的药膳调治

▲ 百合红枣茶 ▲

【原料配方】百合30克、红枣20枚。

【制作方法】共煮水。

【食疗功效】当茶饮用。主治肾阴虚。养阴润肺、安心宁神，

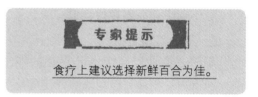

专家提示

食疗上建议选择新鲜百合为佳。

适宜于肺胃阴虚，口渴唇燥，失眠或干咳不止，对病后余热未清或痛风患者尤宜。

▲ 桑菊饮 ▲

【原料配方】野菊花10朵，霜桑叶10克。

【制作方法】将野菊花、霜桑叶放入茶壶中，用沸水浸泡10分钟即可。

专家提示

肝燥者禁用霜桑叶。

【食疗功效】每日1剂，1日数次代茶饮。清肝明目，解热安神。适用于更年期头晕脑涨、烦躁不眠、视物不清、口苦耳鸣等。

▲ 甘麦大枣茶 ▲

【原料配方】甘草6克，小麦30克，红枣10枚，绿茶6克。

【制作方法】将甘草、小麦、红枣用水洗净；把洗好的茶材连同绿茶一起放入茶杯中，加入适量沸

专家提示

如治失眠，可在临睡前1小时饮用此茶。脘腹胀满属实者忌用。失眠者服此茶不宜同饮浓茶或咖啡之类有兴奋作用的饮料。

水，冲泡10~15分钟，取汁。

【食疗功效】随时饮用。甘草能补脾益气，小麦有安心宁神之效，红枣有养血安神之功。此养生茶能宁心安神，经常饮用对于消除精神不安、失眠盗汗等更年期症状效果显著。

▲ 山楂荷叶茶 ▲

【原料配方】山楂15克，荷叶12克。

【制作方法】共研粗末，水煎。

专家提示

胃酸过多、消化性溃疡和龋齿者，及服用滋补药品期间忌服用。

【食疗功效】代茶饮用。有降压消脂作用，适用于更年期高血压、血脂过高及单纯性肥胖症等。

▲ 冬菇海参汤 ▲

【原料配方】冬菇30克，海参40克，猪瘦肉80克，盐、味精、花椒粉各适量。

【制作方法】海参、冬菇用温水泡发、洗净。猪瘦肉切成条，炒锅中加油少许，将猪瘦肉略炒后，加入盐、花椒粉、冬菇、海参，一齐炖至肉熟为度，加入味精调味即可。

专家提示

海参含胆固醇极低，是典型高蛋白、低脂肪、低胆固醇食物，有补肾益精，养血润燥的功效，其肉质细嫩，易于消化，非常适宜于老年人、儿童以及体质虚弱的人食用。

【食疗功效】佐餐食用。健脾滋肾，补益气血。

▲ 杞枣汤 ▲

【原料配方】取枸杞子、桑葚子、红枣各20克。

【制作方法】共水煎服。

【食疗功效】早晚各服1次。适用于伴有头晕目眩、饮食不香、

专家提示

或用淮山药30克，瘦肉100克炖汤喝，每日1次，也有同样功效。

困倦乏力、面色苍白症状的更年期女性。

▲ 首乌黄芪乌鸡汤 ▲

【原料配方】乌鸡肉120克，制首乌12克，黄芪（北芪）9克，红枣10个。

【制作方法】北芪、制首乌洗净，红枣洗净去核。乌鸡肉洗净，去脂肪，切成小块，连同红枣、北芪、制首乌放入砂锅内，加清水4小碗，武火煮沸，文火煮2小时，去药袋后，加入食盐即成。

【食疗功效】每日2次。补气血，滋肝肾。适用于肝肾气血不足所致的头晕耳鸣、烘热汗出、心悸失眠、神倦乏力等症。

> **专家提示**
>
> 首乌味苦、甘、涩；性微温，归肝、肾经，具有养血滋阴；润肠通便之功效。黄芪味甘，性微温，归肝、脾、肺、肾经，有益气固表、敛汗固脱、托疮生肌、利水消肿之功效。大便溏泄及有湿痰者慎服；孕妇、哺乳期妇女、14岁以下及其他医生认定不适人群禁止饮用。

▲ 首乌决明汤 ▲

【原料配方】制首乌12克，决明子9克，桑寄生12克，酸枣仁9克。

【制作方法】制首乌、决明子、酸枣仁放砂锅内，加清水3小碗，煎成1小碗。

【食疗功效】一次服完。养血宁神，平肝熄风。对更年期综合征致血压波动及心神不安的失眠心悸等症最适宜。

> **专家提示**
>
> 何首乌，决明子都有降血脂的功效，决明子茶饮还可促进肠胃蠕动，清除体内宿便。

▲ 加味麦枣汤 ▲

【原料配方】大枣20克，龙眼肉20克，小麦粒15克，生甘草5克。

【制作方法】将甘草煎汁，去渣取汁。大枣洗净去核待用。再将小麦粒洗净放入锅中，加水800毫

> **专家提示**
>
> 小麦味甘，性凉，归心、脾、肾经，具有养心阴、益心气、清心热的作用；大枣、龙眼肉味甘，性温，有健脾补血、养心安神作用；甘草有补气、清热泻火的作用。

升及甘草煎汁，煮至六成熟时，加入大枣及龙眼肉，再煮15分钟即可。

【食疗功效】滋阴补血。

小麦山药粥

【原料配方】干山药30克，小麦、糯米各50克。

【制作方法】三种原料加适量白糖同煮为粥即可。

> **专家提示**
>
> 山药可补气养血，补虚抗衰，强壮养颜，滋阴补阳，扶正祛邪。

【食疗功效】佐餐食用。补脾胃，安心神，补肾固精。适应症：更年期综合征、脾肾不足、精神不振、失目民多林、食少便溏，腰酸痛等。

桑葚首乌糯米粥

【原料配方】紫桑葚100克（干品30克），首乌粉15克，糯米60克，冰糖20克。

【制作方法】鲜紫桑葚洗净，去柄，糯米洗净，与桑葚、冰糖一同入砂锅，加水600毫升，沸后改

> **专家提示**
>
> 桑葚既可入食，又可入药，为滋补强壮、养心益智佳果。首乌忌用铁器。

用小火煮。熟时将首乌粉用水调开，搅入粥中，沸后即成。

【食疗功效】每日早上食用，连用2周。滋阴补血，补肝益肾。适用于更年期妇女头晕乏力、耳鸣失眠、视力减退、神经衰弱等。

甘麦红枣粥

【原料配方】小麦50克，红枣10克，甘草15克。

【制作方法】将甘草加水煎汁，去渣后与淘洗干净的小麦和红枣一同煮粥。

【食疗功效】日服2次，空腹食用。益气宁心安神。适用于妇女脏躁，症见精神恍惚，时常悲伤欲哭，不能自持或失眠盗汗，舌红少苔，脉细而数。

> **专家提示**
>
> 味甘、咸，性寒，解热和中，有劳热之人适宜将它煮吃。

▲ 桂圆红枣粥 ▲

【原料配方】桂圆15克，红枣5～10枚，粳米100克。

【制作方法】共煮粥。

【食疗功效】有养心、安神、健脾、补血之功效。

> **专家提示**
>
> 适用于心血不足，有心悸失眠、健忘乏力和自汗盗汗的患者。

▲ 黑木耳红枣粥 ▲

【原料配方】黑木耳30克，红枣20枚，粳米100克，冰糖150克。

【制作方法】木耳水发后撕成小块，红枣沸水泡后去核切丁，加糖腌20分钟，木耳与粳米熬成粥，调入枣丁，加上冰糖，再煮20分钟即可。可经常佐餐食用。

【食疗功效】补益气血、滋阴养胃。适用于更年期体虚无力，贫血，白带增多及高血压眼底出血等症。

> **专家提示**
>
> 黑木耳含多种营养成分，尤以钙、铁、胡萝卜素含量较高，被誉为"含铁之冠的素中荤"，具有益气血、利五脏、宽胃肠之功。红枣能调补中焦健脾益气、养血安神、缓和药性，强壮补虚，民间有"日食五个枣，一生不易老"的说法。黑木耳与红枣相配，意在气血双补，加之补中益气、生精益髓、粮药兼备的粳米和滋阴补虚的冰糖煮粥服食，使其补力倍增，延缓衰老，更能防治疾病。

▲ 合欢花粥 ▲

【原料配方】合欢花30克（鲜品50克），红糖适量，粳米50克。

【制作方法】将合欢花、粳米洗净入锅，加入红糖和水500克，用大火烧开，再转用小火熬煮成稀粥。

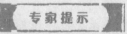

> **专家提示**
>
> 合欢花性味甘平，性清易挥发，故不宜久煎。

【食疗功效】每日早晚2次空腹温服。安神解郁，活血，消痈肿。适用于忿怒忧郁，虚烦不安，健忘失眠等症。

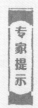 灵芝糯米粥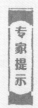

【原料配方】灵芝50克，小麦60克，白糖30克，糯米50克。

【制作方法】将灵芝洗净切成块，用纱布包好，与淘洗干净的糯米和小麦一同放入砂锅中，加水适量，用大火烧开，再转用小火熬煮成稀粥，加白糖调味。

【食疗功效】日服1剂，分数次食用。养心，益肾，补虚。适用于妇女心神不安等症。

> **专家提示**
>
> 灵芝具有提高机体免疫功能，改善血液循环，提高对心、脑的供血、供氧能力，提高细胞、组织生理功能，安神，解惊，解毒等功效。

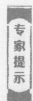 荔枝粳米粥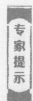

【原料配方】鲜荔枝150克（干品40克），粳米100克。

【制作方法】荔枝去外壳，米淘净，同时入锅，加适量水共煮粥。

【食疗功效】早、晚空腹各食1次。益气，通神，益智，滋润，健脾。适用于妇女更年期慢性腹泻血，健忘失眠。

> **专家提示**
>
> 荔枝味甘，性温，有补益气血、添精生髓、生津和胃、丰肌泽肤等功效。荔枝可改善机体的贫血状况，以及肾阳虚导致的腰膝酸痛、失眠健忘等。体温不足及贫血虚弱者，可常食荔枝滋养身体。

麦仁大枣粥

【原料配方】小麦仁100克，大枣10枚。

【制作方法】麦仁与枣洗净，加适量水共煮粥。以麦仁煮烂为度。放温，加适量蜂蜜佐餐。

【食疗功效】能益心肾，补脾胃，止虚汗，益气血。适用于更年期综合征、老年人心气不足、神经衰弱、失眠健忘、心神不安等。

> **专家提示**
>
> 小麦仁有养心、益肾、除热、止渴的功效，主治脏躁、烦热、消渴、泄痢、痈肿等。

莲子荑肉糯米粥

【原料配方】莲子内20克，山茱萸肉20克，糯米60克。

【制作方法】将3种原料洗净，共煮粥，煮成后加适量红糖搅匀即成。晚餐食用。

【食疗功效】能补益肾，补虚盗汗，养心安神。适用于妇女更年期肝肾虚亏、头晕乏力、腰膝酸痛、虚汗不止、月经不调等。

> **专家提示**
>
> 茱萸肉味酸、涩，微温，归肝、肾经。具有补益肝肾，收敛固涩，固精缩尿，止带止崩，止汗等功效。

莲子百合粥

【原料配方】莲子、百合、粳米各30克。

【制作方法】取莲子、百合、粳米同煮粥。

【食疗功效】每日早晚各服1次。适用于绝经前后伴有心悸不寐、怔忡健忘、肢体乏力、皮肤粗糙的更年期女性服用。

> **专家提示**
>
> 本粥尤其适宜于贫血、肝炎、血小板减少、消化不良而导致的面容憔悴、皮肤萎黄者。经常服食可使肤色红润，有美容驻颜之效。

生地黄精粥

【原料配方】生地、制黄精、粳米各30克。

【制作方法】取生地、制黄精、粳米各30克，先将前两味水煎，去渣取汁，再加入粳米煮粥食之。

【食疗功效】每日食用1次。清心宁神。

> **专家提示**
>
> 生地味甘，性寒，能滋阴清热，凉血补血。黄精味甘，性平，能补中气，润心肺，安五脏，填精髓，助筋骨。粳米味甘，性平，能益脾健胃，除烦止渴。

胡桃莲肉猪骨粥

【原料配方】猪骨120克，胡桃肉、莲子肉各30克，大米60克。

【制作方法】猪骨洗净，劈成小块，连同胡桃肉、莲子肉放入锅内，加清水6小碗，武火煮沸，文火煮至5小碗，加入大米，再煮至粥成，加入食盐，即可供食。

【食疗功效】每日1次。补肾健脾，温肺敛气。本粥脾肾双补，强腰壮骨，适用于更年期综合征脾肾两虚者。

> **专家提示**
> 胡桃也叫核桃，具有很高的营养价值，被称为"长寿果"。含有丰富的蛋白质、不饱和脂肪酸及钙、磷、铁、胡萝卜素、维生素等成分。具有补肾、补血、固齿、乌须发等功效。

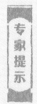 核桃芡实莲子粥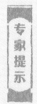

【原料配方】核桃20克，芡实15克，莲子15克，粳米80克。

【制作方法】将核桃仁、芡实、莲子洗净；粳米淘净，共入铝锅中，加清水适昌，熬煮成粥。

【食疗功效】每日1次，宜常服。本品用于更年期综合征有潮热、盗汗、五心烦热等症的肾阴虚者。

> **专家提示**
> 芡实别名鸡头米、鸡头苞，味甘、涩，性平，具有止烦渴，除虚热之功效。芡实性涩滞气，一次忌食过多，否则难以消化。平素大便干结或腹胀者忌食。

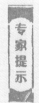 虾 米 粥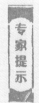

【原料配方】大虾仁10个，小米100克，盐、味精、麻油、葱适量。

【制作方法】将大虾米洗净切小丁，小米淘洗。大虾米与小米共煮粥，粥成加调料即成。

【食疗功效】每日1次。主治肾阳虚。

> **专家提示**
> 虾味甘，性微温，归肝、肾经，虾肉有补肾壮阳，养血固精，益气滋阳，开胃化痰等功效。虾背上的虾线，是虾未排泄完的废物，假如吃到口内有泥腥味，影响食欲，所以应除掉。

地黄枣仁粥

【原料配方】酸枣仁30克，生地黄30克，大米100克。

【制作方法】将酸枣仁加水研碎，取汁100毫升，生地黄煎汁100毫升。大米煮粥，粥成加枣仁汁、生地汁即成。

【食疗功效】每日1次，宜常服。滋阴清热，安神除烦，益气健中。主治阴虚内热，虚火上扰型头晕耳鸣，手足心热，虚烦不眠等。

> **专家提示**
>
> 酸枣仁味甘、酸，性平，具有滋养心肝，安神，敛汗之功效。适用于阴血不足，心悸怔忡，失眠健忘，体虚多汗者。凡有实邪郁火及患有滑泄症者慎服。

▲ 枸杞百合羹 ▲

【原料配方】枸杞子30克，百合60克，鸡蛋黄2个。

【制作方法】将枸杞子，百合加水1000毫升煎煮至300毫升。然后取鸡蛋黄2个，搅匀，倒入汤中。加冰糖适量调味。

【食疗功效】一日分2次吃。主治肾阴虚。本品适用于肾阴不足，引起的心悸、失眠者。

> **专家提示**
>
> 枸杞子味甘，性平，归肝、肾、肺经，具有养肝、滋肾、润肺之功效；百合性微寒，具有清火、润肺、安神的功效。风寒咳嗽、虚寒出血、脾胃不佳者忌食。

▲ 银耳红枣羹 ▲

【原料配方】银耳50克，红枣100克，白糖适量。

【制作方法】将银耳用水泡发洗净，红枣洗净。将二者一同入锅，加水适量，同煮成羹状，加白糖调味即成。

【食疗功效】代茶饮用。滋阴生津，提神益气。适应征：更年期综合征、阴虚火旺等症。

> **专家提示**
>
> 银耳称白木耳，味甘、淡，性平，无毒，归肺、胃、肾经。具有滋补生津，润肺养胃，补气和血之功效。银耳宜用开水泡发，泡发后应去掉未发开的部分，特别是那些呈淡黄色的东西。此外，银耳主要用来做甜菜，以汤菜为主；冰糖银耳含糖量高，睡前不宜食用。

▲ 百合拌蜂蜜 ▲

【原料配方】百合50克，蜂蜜适量。

【制作方法】将百合与蜂蜜拌和蒸熟。临睡前适量服之。

【食疗功效】滋阴清心、除烦安神。适用于更年期烦躁易怒、失眠多梦者。

> **专家提示**
>
> 百合味甘，性微寒，具有清心除烦、养阴安神之功，为药食佳品，与蜂蜜拌和蒸熟嚼食，味美甜润，对减轻或改善更年期患者的失眠烦躁、燥热汗出等证大有裨益。

清蒸杞甲鱼

【原料配方】甲鱼1只，枸杞子50克。

【制作方法】甲鱼去内脏，洗净，枸杞子放入甲鱼腹内，加葱段、生姜、大蒜、料酒、盐、糖等适量，上笼清蒸。待熟即可。食甲鱼、枸杞子及汤。

> **专家提示**
>
> 甲鱼味咸，性微寒，滋补肝肾、益气祛热，但胃弱脾虚、阳虚无热、孕妇及外邪未尽、寒热内盛者忌食。

【食疗功效】可滋阴凉血，补肾健脾。适用于阴虚内热、潮热虚汗、腰膝酸软、月经不调等更年期不适症状。

枸杞肉丝冬笋

【原料配方】枸杞、冬笋各30克，瘦猪肉100克，猪油、食盐、味精、酱油、淀粉各适量。

【制作方法】在炒锅内放入猪油，待烧热后，投入肉丝和笋丝炒至熟，再放入其他佐料即成。

> **专家提示**
>
> 此食疗方对绝经产生的精神紧张也有明显的改善作用。冬笋和春笋、夏笋相比，品质最佳，营养最高，食用冬笋能帮助消化和排泄，对冠心病、高血压、糖尿病等有一定的食疗作用。

【食疗功效】每日食用1次。补肝肾、明眼目、清痰。适用于伴有头目昏眩、心烦易怒、经血量多、面色晦暗、手足心热症状的更年期女性。

冰糖湘莲

【原料配方】莲子（湘莲）120克，冰糖180克，鲜菠萝30克，樱桃15克，桂圆肉15克。

【制作方法】先将莲子去皮、心，放入碗内，加温水50克，蒸至软烂；桂圆肉用温水洗净；鲜菠萝去皮，切成1厘米见方的丁。将冰糖放入锅里，加清水500克煮沸，待冰糖完全溶化，过滤去渣，再将它倒回锅内，加入樱桃、桂圆肉、菠萝，以旺火煮开，将蒸熟的莲子去水，盛入大碗内，再将煮沸的冰糖水及配料一齐倒大汤碗内。

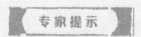

专家提示

莲子加温水和纯碱，用毛刷刷洗，见不变红，换水刷洗，刷至表皮时，取出用小竹扦戳入，顶去莲心，再蒸发。

【食疗功效】每日服1次。有补肾脾、养心安神的功效。

🔺 猪蹄黄豆煨蛋 🔺

【原料配方】猪蹄2只，黄豆100克。

【制作方法】猪蹄2只，刮洗干净，放入锅中煮至半熟，黄豆100克洗净，提前用温水浸泡12小时，淘洗干净，加水过豆半寸，旺火烧开，撇去浮沫。文火煮至七成熟，加至半熟猪蹄内，放入去壳鸡蛋5只，加水加入佐料，旺火烧开转文火，至蹄豆酥烂即可。

专家提示

猪蹄热量比较高，最好中午吃。

【食疗功效】分2天连汤食用，每7天至10天服用一剂。高蛋白，富钙质，猪蹄之胶原纤维有益健康。

🔺 青笋炒肉丝 🔺

【原料配方】青笋200g，枸杞50g，猪瘦肉150g。

【制作方法】瘦肉洗净、切丝，青笋洗净、切丝，然后一起入烧热的油锅中翻炒，加入少量料酒、白糖、食盐、酱油精等调味。最后投入枸杞稍炒至熟。滴入麻油少许即可。

专家提示

莴笋含钾量较高，有利于促进排尿，减少对心房的压力，对高血压和心脏病患者极为有益。莴笋具有镇静作用，经常食用有助于消除紧张，帮助睡眠，还能改善消化系统和肝脏功能，刺激消化液的分泌，促进食欲，有助于抵御风湿性疾病和痛风。

【食疗功效】佐餐食用。滋阴补肾。

凉拌海蜇

【原料配方】海蜇100克，黑芝麻50克，食醋适量。

【制作方法】海蜇用清水反复漂洗干净，切成细丝，用冷水再洗，晾干水分后备用。黑芝麻洗净晾干后，起锅，下芝麻，炒至微香即盛起，撒在海蜇丝上，加适量食醋，调匀即可。

> **专家提示**
> 海蜇营养极为丰富，还是一味治病良药。海蜇有清热解毒、化痰软坚、降压消肿之功。多食用海蜇有助于降血压，预防动脉硬化，清热化痰，治疗气管炎、哮喘、胃溃疡、风湿性关节炎，防治肿瘤。

【食疗功效】佐餐食用。滋肝潜阳，化痰软坚。适应症：更年期综合征属阴虚肝旺者。

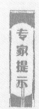 蚝豉拌发菜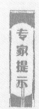

【原料配方】蚝豉60克，发菜15克，猪瘦肉60克。

【制作方法】蚝豉、发菜分别用清水浸软，洗净。猪瘦肉洗净，切成小块，与蚝豉、发菜同放入锅内，加清水4小碗，武火煮沸，文火再煮2小时，加入食盐调味即成。

> **专家提示**
> 蚝豉，也称"蛎干"，一种海味，牡蛎（也称蚝）肉的干制品，是补钙的最好食品，它含磷很丰富，由于钙被体内吸收时需要磷的帮助，所以有利于钙的吸收。

【食疗功效】佐餐食用。滋阴补肾，养血补心。适用于更年期综合征属肾阴不足者，症见烘热汗出，头晕耳鸣，惊恐不安，心悸失眠或头目眩晕，咽干口燥等。

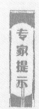 鹌鹑蛋奶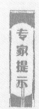

【原料配方】鹌鹑蛋2只，鲜牛奶250毫升，白糖少量。

【制作方法】牛奶放锅内煮沸。鹌鹑蛋打破，去壳，倒入牛奶

>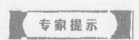
> **专家提示**
> 本品营养丰富，蛋白质含量高，为身体虚弱者上佳补品。

中，慢火煮至刚熟，加入少量白糖即成。

【食疗功效】一次服完。补益气血，养心安神。本品营养丰富，蛋白质含量高，为身体虚弱者上佳补品。可治更年期气血不足、心脾气虚所致的潮热汗出。

王浆蜂蜜

【原料配方】蜂乳30克，蜂蜜500克。

【制作方法】蜂乳研成匀浆，与蜂蜜混匀，干燥玻璃器皿贮存备用。

【食疗功效】日常食用。滋补肝脾，补益气血。本品为常用滋补强身营养品。

专家提示 蜂王浆，又名蜂皇浆、蜂乳，富含雌激素对于更年期妇女具有一定辅助治疗功效。过敏体质者不适宜，蜂王浆是高蛋白的食物，乱吃严重的会诱发过敏性休克。老年男性不能吃。

冰糖甲鱼

【原料配方】甲鱼1只（约500克），酱油30克，小葱10克，冰糖30克，姜5克，猪油40克，黄酒25克，花生油，35克，盐、胡椒粉、淀粉适量。

【制作方法】将甲鱼宰杀，去除内脏，洗净，控净黄油，用开水焯一下，刮去壳皮，斩成大块。锅烧热放油，把甲鱼块过油后取出，锅中留底油放姜葱爆香，投入甲鱼煸炒，加黄酒，清水烧开后，去除姜葱，投入冰糖，酱油，味精加盖，用中小火焖30分钟左右，加胡椒粉，待酥时勾芡，淋少许麻油装盘即可。

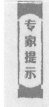

专家提示 甲鱼味咸，性微寒，滋补肝肾、益气祛热，但胃弱脾虚、阳虚无热、孕妇及外邪未尽、寒热内盛者忌食。注意甲鱼一次不宜食用过多。

【食疗功效】每日1次，每次50～100克。主治肾阴虚。

金针木耳炒包菜

【原料配方】金针菜20克，黑木耳5克，包菜200克。

【制作方法】共炒包菜。

【食疗功效】佐餐食用。主治肝气郁结。

二仙炖羊肉

【原料配方】仙茅15克，仙灵脾15克，生姜15克，羊肉250克，盐、食油、酱油适量。

【制作方法】将羊肉洗净切块，放入砂锅中，加适量清水，再将仙茅、仙灵脾、生姜用纱布包好，放入锅中，武火煮沸后，改用文火炖至羊肉烂熟，入佐料即成。食时祛药包，食肉饮汤。

【食疗功效】适用于面色晦暗、精神萎靡、面浮肿胀、形寒肢冷、腰膝酸软、大便溏薄、月经量多而色淡、夜尿多或带下清稀，舌淡苔白，脉沉细无力。

专家提示

金针菜即黄花菜，味甘，性平，有养血、平肝、镇静、安脑的功效。但采摘的鲜黄花不宜直接食用。

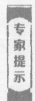

专家提示

仙茅、仙灵脾均为辛温之品，归肝、肾经，可温补肾阳而祛寒，羊肉甘温，可补益精气，相互配伍可达到温阳散寒、健脾益气目的，以下焦虚寒者尤适宜。

枸杞炒肉丝

【原料配方】枸杞子20克，瘦猪肉100克，青笋30克，植物油、盐、酱油、味精、淀粉适量。

【制作方法】将油锅烧热，加入肉丝和青笋丝爆炒，并加入已泡洗净的枸杞及佐料，再略炒出锅装盘。

专家提示

枸杞子味甘，性平，归肝、肾经，可滋补肝肾；青笋性寒，味苦，可清热，补筋骨，利五脏，适用于肾阴虚者。

【食疗功效】适用于五心烦热、头晕耳鸣、烘热汗出、腰酸腿软，经量时多时少，或有皮肤干燥瘙痒、口干便结，舌红少苔，脉细数。

附录　常见食物营养成分含量表

（每100克食物中的营养成分）

种类	食物/克	水分/克	蛋白质/克	脂肪/克	碳水化合物/克	热量/千卡	钙/毫克	磷/毫克	钾/毫克	钠/毫克
豆谷类	稻米	13.0	7.8	1.3	76.6	349	9	203	110	3.5
	富强粉	13.0	9.4	1.4	75.0	350	25	162	127	1.3
	标准粉	12.0	9.9	1.8	74.6	354	38	268	195	1.8
	挂面	14.1	9.6	1.7	70.4	324	88	260	—	
	烧饼	34.0	7.4	1.4	55.9	266	29	200	—	
	油条	31.2	7.8	10.4	47.7	316	25	153	411	1230
	小米	11.1	9.7	3.5	72.8	362	29	240	239	1.9
	玉米面	13.4	8.4	4.3	70.2	353	34	—	494	1.6
	黄豆	10.2	36.6	18.4	25.3	412	367	571	1810	1.0
	小豆	9.0	21.7	0.8	60.7	337	76	386	1230	1.9
	绿豆	9.5	23.8	3.5	58.8	335	80	360	1290	2.1
	豆浆	91.8	4.4	1.8	1.5	40	25	45	110	6.1
	豆腐脑	91.3	5.3	1.9	0.5	40	20	56	—	—
	豆腐（南）	90.0	4.7	1.3	2.8	60	240	64	130	4.6
	豆腐（北）	85.0	7.4	3.5	2.7	72	277	57	163	8.6
	豆腐干	64.9	19.2	6.7	6.7	164	117	204	160	835.0
	腐竹	7.1	50.5	23.7	15.3	477	280	598	705	16.6
	豆腐丝	59.0	21.6	7.9	6.7	184	284	291	1306	57.6
	粉条	0.1	3.1	0.2	96.0	398	—	—	139	—

续表

种类	食物/克	水分/克	蛋白质/克	脂肪/克	碳水化合物/克	热量/千卡	钙/毫克	磷/毫克	钾/毫克	钠/毫克
蔬菜类	黄豆芽	77.0	11.5	2.0	7.1	92	68	102	330	47.0
	绿豆芽	91.9	3.2	0.1	3.7	29	23	51	160	19.0
	甘薯	67.1	1.8	0.2	29.5	127	18	20	503	4.0
	马铃薯	79.9	2.3	0.1	16.6	77	11	64	502	2.2
	山药	82.6	1.5	—	14.4	64	14	42	452	31.9
	胡萝卜	89.6	0.6	0.3	7.6	35	32	30	217	66.0
	白萝卜	91.1	0.6	—	5.7	25	49	34	196	71.0
	姜	87.0	1.4	0.7	8.5	46	20	45	387	—
	冬笋	88.1	4.1	0.1	5.7	40	22	56	587	1.6
	大白菜	95.4	1.1	0.2	2.4	16	41	35	199	70.0
	小白菜	93.3	2.1	0.4	2.3	21	163	48	274	92.0
	圆白菜	94.4	1.1	0.2	3.4	20	32	24	200	45.0
	油菜	93.5	2.6	0.4	2.0	22	140	30	346	66.0
	雪里蕻	91.0	2.8	0.6	2.9	28	235	64	401	41.9
	菠菜	91.8	2.4	0.5	3.1	27	72	53	502	98.6
	莴笋	96.4	0.6	0.1	1.9	11	7	31	318	31.0
	茴香	92.9	2.3	0.3	2.2	21	159	34	321	187.0
	芹菜	94.3	2.2	0.3	1.9	19	160	61	163	328.0
	韭菜	92.0	2.1	0.6	3.2	27	48	46	290	11.7
	韭黄	93.7	2.2	0.3	2.7	22	10	9	197	4.2
	蒜苗	86.4	1.2	0.3	9.7	46	22	53	183	5.3
	大蒜	69.3	4.4	0.2	23.6	113	5	44	130	8.7
	大葱	91.6	1.0	0.3	6.3	32	12	46	466	3.5
	小葱	92.6	1.4	0.3	4.1	25	63	28	226	7.7
	葱头	88.3	1.8	—	8.0	39	40	50	138	6.7
	茭白	92.1	1.5	0.1	4.6	25	4	43	284	7.3

种类	食物/克	水分/克	蛋白质/克	脂肪/克	碳水化合物/克	热量/千卡	钙/毫克	磷/毫克	钾/毫克	钠/毫克
蔬菜类	菜花	92.6	2.4	0.4	3.0	25	18	53	316	38.2
	南瓜	97.8	0.3	—	1.3	6	11	9	69	11.0
	冬瓜	96.5	0.4	—	2.4	11	19	12	136	7.5
	黄瓜	96.9	0.6	0.2	1.6	11	19	29	234	14.0
	茄子	93.2	2.3	0.1	3.1	23	22	31	214	1.2
	番茄	95.9	0.8	0.3	2.2	15	8	24	191	5.2
	辣椒	92.4	1.6	0.2	4.5	26	12	40	300	12.0
	柿子椒	93.9	0.9	0.2	3.8	21	11	27	180	9.4
	大头菜	50.3	4.0	—	23.5	110	354	123	981	—
	芥菜头（酱）	71.6	2.8	—	9.9	51	109	65	332	42.0
	花生（炒）	3.4	26.7	41.2	23.0	573	71	399	1004	—
禽肉蛋类	鸡	71.2	21.5	2.5	0.7	111	11	190	340	12.0
	鸡蛋	71.0	14.7	11.6	1.6	170	55	210	60	73.0
	松花蛋	71.7	13.1	10.7	2.2	158	58	200	70	740.0
	猪肉（肥瘦）	29.3	9.5	50.8	0.9	580	6	101	330	11.0
	猪肉（肥）	6.0	2.2	90.8	0.9	830	1	26	162	—
	牛肉（肥瘦）	68.6	20.1	10.2	—	172	7	170	378	—
	羊肉	58.7	11.1	28.8	0.6	307	—	—	249	—
鱼海产类	大黄鱼	81.1	17.6	0.8	—	78	33	135	227	59.0
	墨鱼	84.0	13.0	0.7	1.4	64	14	150	150	117.0
	螃蟹	71.0	14.0	5.9	7.4	139	129	145	259	—
	海带	12.8	8.2	0.1	56.2	258	1177	216	1503	—
	紫菜	10.3	28.2	0.2	48.5	399	343	457	1640	670.0

种类	食物/克	水分/克	蛋白质/克	脂肪/克	碳水化合物/克	热量/千卡	钙/毫克	磷/毫克	钾/毫克	钠/毫克
乳品	牛乳	74.0	7.8	7.5	9.0	135	240	195	157	49.0
	牛乳粉（全）	2.0	20.2	30.6	35.5	522	1030	883	—	—
糕点	蛋糕（烤）	—	7.9	4.7	65.0	319	41	173	—	—
油类	猪油	1.0	—	99	—	891			—	—
	植物油	—	—	100	—	900			—	—
水果类	西瓜	94.1	1.2	—	4.2	22	6	10	124	2.0
	甜瓜	92.4	0.4	0.1	62.0	27	29	10	247	3.6
	柑橘	85.4	0.9	0.1	12.8	56	56	15	199	1.4
	柚	84.8	0.7	0.6	12.2	57	41	43	—	—
	苹果	84.6	0.4	0.5	18.0	56	11	9	110	1.4
	杏	85.0	1.2	—	11.1	49	26	24	370	21.0
	李子	90.0	0.5	0.2	8.8	39	17	20	176	0.7
	草莓	90.7	1.0	0.6	5.7	32	32	41	135	1.0
	樱桃	89.2	1.2	0.3	7.9	39	—	—	258	0.7
	葡萄	87.9	0.4	0.6	8.2	40	4	7	124	2.4
	枣（鲜）	73.4	1.2	1.2	23.2	99	14	23	245	6.4
	枣（干）	19.0	3.3	0.4	72.8	308	61	55	430	81.0
	鸭梨	89.3	0.1	0.1	9.0	37	5	5	115	0.7
	桃	87.5	0.8	0.1	10.7	47	8	20	252	0.7
	荔枝（鲜）	84.8	0.7	0.6	13.3	61	6	34	193	0.6
	枇杷	91.6	0.4	0.1	6.6	29	—	—	157	0.5
	香蕉	77.1	1.2	0.6	19.5	88	9	41	472	0.6
	菠萝	89.3	0.4	0.3	9.3	42	18	28	147	0.6